思覺失調

個案剖析

陳友凱教授
陳喆燁醫生
張頴宗醫生
李浩銘醫生
許麗明博士
編著

中華書局

序言

本書旨在深入探討一種疾病，一群病人，和他們的處境。

在眾多疾病中，思覺失調是最隱蔽、最難以辨識的，影響着腦部裏最複雜的系統，而腦部是處理資訊和演繹社交情境的系統。思覺失調能影響這些功能的運作，令人無法正確詮釋現實世界，被蒙騙在扭曲和詭秘的世界裏，若不予以及時和適當的處理，它可能摧毀一生。所以了解這複雜的疾病及其運作，對治療思覺失調有莫大幫助。

本書探討思覺失調的成因和對病人的影響，基本上是為有興趣深入理解這疾病的人而設，提供深入淺出的資訊。故讀者對象並不局限專業人士、醫護人員、病人和家屬，一般讀者也可從中獲益。

書中記載了 75 個思覺失調病人的故事，他們都是 25 歲或以上成人，每個個案都是真人真事，然而為保障病人的私隱，故事裏有些細節都經過修改。

除了詳盡的個案分享，本書還配合與個案相關的病理學、心理學、腦神經科學、社會學等知識，從多角度深入剖析思覺失調。

　　希望此書能讓大眾通過認識思覺失調病人的處境、康復歷程，從而理解他們的世界如何被疾病扭曲，以及醫護團隊所付出的努力和最新的研究成果。

陳友凱教授
香港大學李嘉誠醫學院臨床醫學學院
精神醫學系包玉星基金講座教授

目錄

第二章：病因

第三章：精神病理學

第五章：康復

第一章：基本病理

001: 報章密碼

嘉麗從小聰穎過人，就讀「名牌」小學，每年成績都名列前茅，順利進入頂尖的中學，並完成學士課程。工作兩年後，她再修讀法律碩士課程。然而嘉麗優秀的學業背景並未為她帶來穩定的工作。她在工作上經常遭到上司批評，多次轉換工作。最近還失業，要靠家人的經濟支援度日。

嘉麗從修讀碩士開始，便覺得從報章裏能得到一些中共領導人發放給她的密碼，暗示她在不久的將來會有巨額財富。她認為自己將會變得非常富有[1]，所以動輒用上數千元買衣服、日用品及化妝品，結果欠下信用卡債務達 10 萬元之多。除此以外，嘉麗跟家人的關係欠佳，經常跟姐姐吵架，亦沒有再跟朋友聯絡。

嘉麗的轉變令家人非常擔心。姐姐認為嘉麗的思想變得古怪，情緒又不穩定。媽媽則認為嘉麗性格大變，希望她能減少購物，盡快找到工作。在家人推動下，嘉麗終於願意接受治療。在藥物治療及輔導治療下，病情開始穩定下來。

由於她曾經欠下巨額債務，要由家人代為償還，媽媽於是限制嘉麗的日常開支，即使是參加社區中心的活動，也要媽媽首肯付車資才可以參加。媽媽難以理解嘉麗為何擁有優秀學歷卻不去工作，經常為此指責嘉麗懶散及不思進取。她因此為嘉麗訂下計劃，要求嘉麗多點參與義工活動，為重投社會工作做好準備，然後找一份工作，養活自

己。由於嘉麗在經濟及情感上都依附媽媽，故對媽媽言聽計從。她積極參與社區活動，學習獨自生活。最近嘉麗更找到一份兼職收銀員工作，雖然收入微薄，但總算展開了新生活。

1. 誇大型妄想 (Grandiose delusion) 是妄想的一種，患者會認為自己的地位、能力、知識等較其他人優越，或認為自己有特殊的能力和影響力。

001a. 多巴胺與思覺失調

在正常情況下，多巴胺（Dopamine）系統會協調大腦，分析身處環境中的新經驗及分辨重要訊息，有時候這套系統會受一連串遺傳及環境因素的影響（參028a）。當多巴胺系統運作失調，大腦便會對於外來訊號出現一些不尋常的反應，令病人錯誤認定平凡的資訊有不尋常的意義（Misattribution of salience, Kapur et al., 2005）。

思覺失調最明顯的病徵是妄想（Delusion）和幻覺（Hallucination），而這兩種現象都是因多巴胺系統運作失調所致，反映腦內出現感官、語言及記憶功能不正常運作。

抗思覺失調藥（Antipsychotics）能夠抑壓多巴胺系統內不尋常的傳遞。當這些奇怪的表現（Salience）減退，病徵就會逐漸消失。但是，一些正常的動機表現（Motivational salience）亦有機會受到思覺失調藥物影響而一併減少。病人服藥後可能會感到煩躁不安，不少病人因而拒絕繼續接受藥物治療（參055a）。正因為抗思覺失調藥只能壓抑多巴胺的傳遞，而不是改變整個多巴胺系統，所以，當病人停藥後，多巴胺的不正常運作可能會重現，導致復發（參055a）。

多巴胺與思覺失調病徵

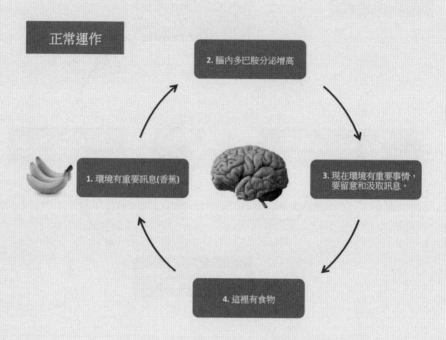

正常運作

1. 環境有重要訊息(香蕉)

2. 腦內多巴胺分泌增高

3. 現在環境有重要事情，要留意和汲取訊息。

4. 這裡有食物

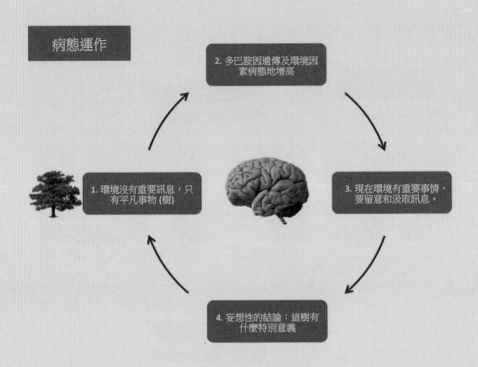

病態運作

2. 多巴胺因遺傳及環境因素病態地增高

3. 現在環境有重要事情，要留意和汲取訊息。

4. 妄想性的結論：這樹有什麼特別意義

1. 環境沒有重要訊息，只有平凡事物 (樹)

參考資料：

Kapur S., Mizrahi R. & Li M. (2005) From dopamine to salience to psychosis - linking biology, pharmacology and phenomenology of psychosis. *Schizophrenia Research*, 79, 59-68.

002: 支持的聲音

　　偉康年約 30 歲，是家中長子，有兩個弟弟。偉康與父親關係惡劣，母親則在他小時候離世。後來他們舉家移民加拿大，偉康高中畢業後回港發展，但至今仍未有固定的工作。

　　偉康兩年前開始感到失去動力，對生活上的事物變得缺乏興趣，大部分時間都躲在家裏[1]。後來他出現幻聽[2]，聽到有聲音說他的不是，取笑他「沒有用處」。他覺得身邊的人（包括他的父親）都在奚落他、謀害他[3]。他又覺得自己是上帝的使者[4]，街上途人都在看着他、留意他，又或者對他微笑，都是因為嫉妒他是上帝的使者。偉康又會覺得電視節目內容跟他有直接關係[5]，甚至正在傳遞一些旁人不會明白的訊息給他。

　　漸漸地，偉康覺得自己思緒變得混亂。他開始不理會自己的起居飲食，亦不顧及個人衛生。他感到恐懼，失去安全感。他終日留在家裏，把窗簾拉上，過着沒有陽光的日子。在心灰意冷的時候更想過一死了之。

　　後來家人察覺到偉康的異樣，帶他去見醫生。偉康最初不認為自己需要服藥，因為他相信憑着個人意志可以令自己好轉，更不斷尋找其他方法去解決這個問題。他在嘗試過各種方法也沒見效後，終於明白到藥物治療才是消滅幻聽的最有效方法。他自此依時服藥，雖然偶

爾仍會出現幻聽，但不再像從前般受到這麼大的困擾，並可以如常生活。

1. 陰性病徵 (Negative symptom)（參 022a，023a）
2. 幻聽 (Auditory hallucination)（參 005a，007a，008a，011a）
3. 被害型妄想 (Persecutory delusion)（參 013a）
4. 誇大型妄想 (Grandiose delusion）是妄想的一種，患者會認為自己的地位、能力、知識等較其他人優越，或認為自己有特殊的能力和影響力。
5. 關聯妄想 (Delusion of reference)（參 014a）

002a. 思覺失調的醞釀期

　　偉康的經歷清楚地呈現了整個病發過程 —— 由最初出現陰性病徵（參 022a）（開始失去生活動力，對身邊事物缺乏興趣），到後來陽性病徵逐漸出現，然後因接受藥物治療而逐漸康復。

　　陰性病徵是思覺失調的醞釀期（Prodrome）當中比較常見的徵狀。醞釀期的長短因人而異，有些只維持數星期，有些則可長達數年。這些出現在醞釀期的病徵通常都沒有特定性質，它們可以是抑鬱或焦慮等情緒徵狀，又或是認知功能障礙（參 024a），例如專注力下降、減少社交活動和失去動力等。而幻聽、妄想等陽性病徵則隨着這些功能衰退，逐漸呈現出來（Yung & McGorry, 1996）。

　　研究顯示功能衰退一般較早出現，有可能在病發前 3 至 4 年發生，而認知功能下降則可能在病發前約 1 至 2 年出現（Häfner and Maurer, 2006）。這些轉變通常緩慢而不容易察覺，多在事後回顧時才發現。功能衰退可導致生活上的挫敗，如工作及人際關係上的困難。這些困難帶來困擾及壓力，一般病人回顧病發過程時，都較容易聚焦在這些困擾上，而忽略更高層次的功能衰退現象，以致將患病經驗過度歸咎於外來挫敗（Life event，參 030a），忽略病情本身的轉變。歸咎外來因素對於病人及其家人來說，可能比較容易接受，但令人容易忽略問題癥結，影響持續治療的處理（Kelleher et al., 2011）。

　　近年來，世界各地的研究中心 (Lam, Hung & Chen, 2006; Miller et al., 1999) 都嘗試識別思覺失調醞釀期的早期徵兆，希望可以藉此及早診斷以及找到有效的預防方法。可惜到目前為止，對其發展過程仍未能完全了解，還有待進一步的研究考察。其實只要病人和身邊的人多加留意患者在情緒或行為上的變化，思覺失調是有跡可尋的。

思覺失調的發病階段

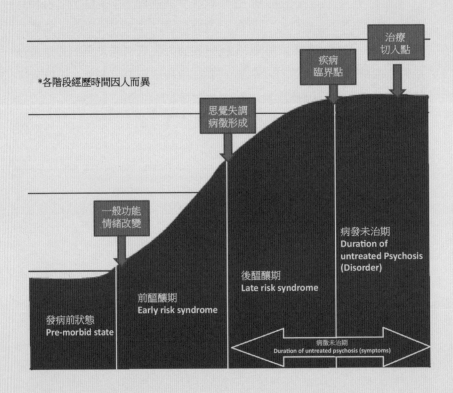

參考資料：

Häfner H., Maurer K. (2006) Early detection of schizophrenia: current evidence and future perspectives. *World Psychiatry: official journal of the World Psychiatric Association*, 5(3):130-8.

Kelleher I., Murtagh A., Cannon M. (2011) Psychosis prodromes in the community: identification and characterization of psychosis risk syndromes in the general adolescent population. *Schizophrenia Bulletin* 37, 53.

Lam M. M. L., Hung S. F., Chen E. Y. H. (2006) Transition to psychosis: 6-month follow-up of a Chinese high-risk group in Hong Kong. *Australian and New Zealand Journal of Psychiatry*, 40, 5, 414-420.

Miller T. J., McGlashan T. H., Woods S. W., Stein K., Driesen N., Corcoran C.M., Hoffman R., Davidson L. (1999) Symptom Assessment in Schizophrenic Prodromal States. *Psychiatric Quarterly*, 70, 4, 273-287.

Yung A.R., McGorry P.D., (1996) The prodromal phase of first-episode psychosis: past and current conceptualizations. *Schizophrenia Bulletin* 22, 353-370.

003: 與空氣對話

振華今年 45 歲，中七畢業，未婚，與父親同住。他畢業後工作了 10 多年，曾在大企業任文職工作。現時已失業約 10 年，在一個單位獨居，沒有申領綜援，生活依賴儲蓄及家人支持。

家人表示他失業的 10 年裏，常常在家中表現得很憤怒，間中表示有人要陷害他[1]，也不喜歡跟家人説話，吃飯時只拿取飯菜到自己的房間進食。在見醫生前幾年，鄰居曾向其家人表示晚上聽到振華在家中大聲對着空氣喝罵，一時説「我知道你是誰」，一時又叫「你不要害我」[2]。家人也知道這情況，只是無法把振華帶到醫院治療。後來家人搬往與振華同住，偶然也會被他莫名其妙地指罵。為了不刺激他，家人只能忍耐，避免與他爭執。直到兩年前有一天，振華再次因為小事指罵家人，家人躲到房中，他激動地大力踢開房門，家人於是報警救助，並由救護員把振華送往醫院治理。

振華住院約兩個月，起初家人怕振華會從此不想再見他們，但接受治療後，振華的情緒穩定下來，表示那次只是與家人爭執而表現激動，並否認曾對着空氣指罵或表示被陷害等。每一次醫護人員跟振華討論他對思覺失調的看法、藥物的副作用等，他都禮貌地表示自己沒有問題。

振華父親表示，多年前，振華曾經失蹤數天，後來他們在醫院找到他，原來他從高處墮下，昏迷了幾天。他不願向家人透露詳情，只表示有「惡勢力」把他推下，但主動透露了那次受傷的情況，又暗示那是一次意外。傷癒後，振華每隔一段時間便會轉工，曾轉了幾份工作。家人表示只知道是振華主動辭工，但不知箇中原因。如果那次墮樓是振華第一次病發，那麼他已發病超過 20 年，估計振華思覺失調的未治期較長。

振華接受治療後，精神狀態比較穩定，已經再沒有莫名奇妙地對空氣說話。雖然不願意多談有關思覺失調的問題，但他因為不想家人擔心及不想再住院而準時服藥。他也願意向醫護人員透露他求學時期的生活點滴、興趣及喜歡的學科，亦有定期做運動，與家人關係也漸見改善。工作方面，雖然多次獲介紹工作輔導及進修課程，但都一一拒絕，因為他一直期待找到一份職位較高的工作。

1. 被害型妄想 (Persecutory delusion)（參 013a）
2. 自言自語 (Self-muttering) 是患者面對幻聽的常見表現，但自言自語的人是否真的經歷幻聽，則須詳細評估。

003a. 長未治期

未治期(Duration of untreated psychosis, DUP)指由症狀出現至首次接受精神藥物治療的相差時間,未治期愈長,陰性及陽性徵狀及治療結果將會愈差(Marshall et al., 2005)。有本地數據指出,較長未治期的病人陰性病徵(參 022a)較嚴重,記憶力亦相對較弱(參 024a)(Chang et la., 2013)。因此,避免延誤求診是早期思覺失調介入服務的重要一環(Marshall et al., 2005)。

未治期的長短牽涉很多原因,其中大眾對思覺失調的認知不足、社會對患病的負面標籤、思覺失調病患者的病識感(參 060a)較弱等,甚至患者的陰性症狀如失去動力,都會延長未治期,讓治療難以展開。除了諱疾忌醫及缺乏相關知識外,病人堅拒求診而家人無力說服亦是常見的情況,特別是當病人並無暴力傾向或無怪異行為,旁人更無法強逼病人求診(Chen et al., 2005)。香港的精神健康條例指示,在有危害自己或他人生命的風險時,可考慮強制要求病人入院觀察(參 062a)。不少病人不符合這情況,又堅拒接受治療,在社區中得不到所需的幫助,在這些情況下,未治期可以拖得很長。

縮短未治期是思覺失調介入服務的其中一個重要範疇,目的在於縮短病人受病徵困擾的時間,亦把握病人病發頭幾年的關鍵時間,令病人有更大的康復空間(Drake et.al, 2000)。

求醫與健康行為：各種因素互相影響，最後影響病人會否以及如何採取求醫行動

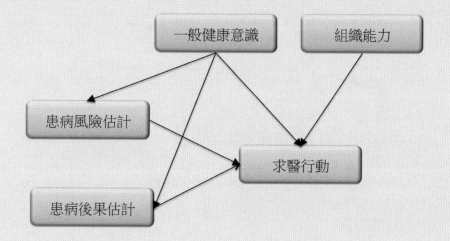

影響未治期的因素：催促因素會縮短未治期，障礙因素則延長未治期。

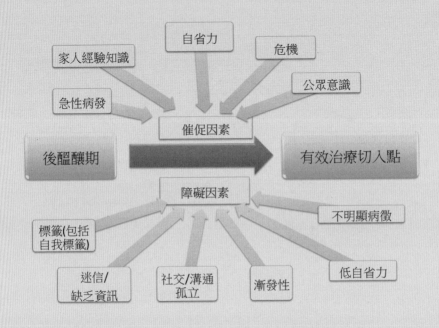

參考資料：

Chang W. C., Hui C. L. M., Tang J. Y. M., Wong G. H. Y., Chan S. K. W., Lee E. H. M., Chen E. Y. H. (2013) Impacts of duration of untreated psychosis on cognition and negative symptoms in first-episode schizophrenia: a 3-year prospective follow-up study. *Psychological Medicine*, ,43(9),1883-1893

Chen E. Y. H., Dunn W. L. W., Miao M. Y. K., Yeung W. S., Wong C. K., Chan W. F., Chen R. Y. L., Chung K. F., Tang W. N. (2005) The impact of family experience on the duration of untreated psychosis (DUP) in Hong Kong. *Social Psychiatry and Psychiatric Epidemiology*, 40, 5, 350-356.

Drake R. J., Haley C. J., Akhtar S., Lewis S. W. (2000) Causes and consequences of duration of untreated psychosis in schizophrenia. *The British Journal of Psychiatry*, 177, 511-515.

004: 失控消費

　　阿華現時 30 多歲，當報館助理員 10 年。數年前，他懷疑其他同事在他背部插入晶片和有毒化學物，導致他經常頸痛[1]。這情況維持了約 1 個月，他忍無可忍下報警求助。經調查後，警方懷疑阿華精神狀態異常，把他送到急症室作進一步檢查。但阿華不認為自己患病，拒絕覆診。

　　此後，阿華的精神狀態進一步惡化。他覺得街上途人故意用手袋襲擊他，認為別人知道他的思想[2]，連電視新聞都會報導他的思想[3]。起初阿華為此感到困擾，但後來不再理會這些想法，因為他相信自己得罪了別人，才會被戲弄，別人又利用高科技儀器窺探他的想法。阿華隱約出現幻聽，但無法聽到內容，又會在家裏無緣無故發笑。後來，他的情緒變得高漲，看到一件貨品時便很容易產生想擁有的念頭，然後不受控地把東西買回家。無論是衣物、食品、電腦、電話等都統統買下來。數個月來，累積信用卡欠債竟超過 10 萬元。家人發現阿華愈來愈不妥當，於是送他入院。

　　阿華經藥物治療後，病情得到控制，精神也有改善。但由於阿華在患病期間害怕被同事逼害，辭掉已做了 10 多年的工作，在一年多沒有收入的情況下欠債，最後只好申請破產。

　　阿華慨歎思覺失調令他在精神狀態不佳的狀態下欠下巨債，如果及早得到治療，就不需要負擔沉重的經濟包袱。阿華的個案突顯及早

介入治療的重要性，他的病情延誤就醫了兩三年，以致他的精神狀態不斷惡化，最後雖然把病治好，但仍要負擔債務壓力。

1. 被害型妄想 (Persecutory delusion)（參 013a）
2. 妄想心思被洞悉 (Delusion of mind-being read)：覺得自己的思想被別人知道。
3. 思想廣播 (Thought broadcasting)（參 020a）

004a. 延遲治療的後果

思覺失調除了為病人帶來病徵的困擾外，亦會嚴重影響病人的生活。病人在病發後，其學業、工作、與他人的關係，甚至獨立生活的能力亦會受到影響。這些影響會在年輕病人身上較為顯著，因為他們正處於心理成長的發展時期，當他們受疾病影響，往往無法完成一些重要的發展里程，如獨立生活或結交伴侶等。亦有些病人做出一些後果嚴重的行為，如大量借貸、嘗試自殺或傷害別人。所以，病者延遲就醫可能令他們付出沉重的代價。

不少研究（Riecher-Rossler et al., 2005）顯示，較長的未治期（Duration of untreated psychosis，參 003a）與較差的治療效果有顯著的關係。持續思覺失調可能引致神經損傷作用（Neurotoxicity），包括多巴胺敏化作用 [1]（Dopamine sensitization）（Glenthøj & Hemmingsen, 1997）、病徵惡化致神經系統退化（Neurodegeneration with symptom progression）及認知功能衰退（Cognitive deterioration，參 024a）。未治期愈長，對腦部的損害可能愈嚴重。此外，在未治期間，思覺失調行為帶來不可挽回的人際及職能上的改變和各類風險，都可能對病人的人生造成不能彌補的破壞。因此，思覺失調介入服務旨在提高大家對思覺失調症狀的認識，使患者能夠及早被覺察，並及早獲得治療。

---

1. 多巴胺敏化作用（Dopamine Sensitization）：壓力及濫藥均可令腦神經異常地釋放多巴胺，如此情況發生多次後，腦部會產生敏化作用（Sensitization），日後濫用同類藥物時，釋放更多多巴胺，增加了思覺失調的風險。

未治期延長的後果：在思覺失調狀態中，病人的風險行為可能會帶來長遠後果

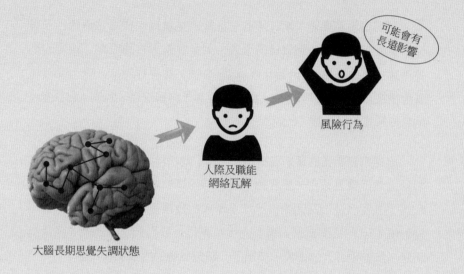

大腦長期思覺失調狀態

人際及職能
網絡瓦解

風險行為

可能會有
長遠影響

參考資料：

Glenthøj B.Y., Hemmingsen R. (1997) Dopaminergic sensitization: Implications for the pathogenesis of schizophrenia. *Progress in Neuro-Psychopharmacology and Biological Psychiatry*, 21, 1, 23-46.

Riecher-Rossler A., Gschwandtner U., Borgwardt S., Aston J., Pfluger M., Rossler W. (2005) Early detection and treatment of schizophrenia: how early? *Acta Psychiatrica Scandinavica, 113 (suppl. 429)*, 73-80.

005: 與「厲鬼」共處

最初出現幻聽時，婉玲形容有把聲音像厲鬼一樣纏繞着她，只有自己能聽到，卻找不到聲音的來源；聲音會整天跟隨着她，說她的不是，還指使她去自殺[1]。當年婉玲才 20 歲，覺得很無助，曾一度被那聲音操控着她的思想和行為，嚴重影響其工作和生活。經家人勸說後，她終於願意接受治療。

起初藥物對她的幫助並不明顯，轉了幾次藥，試過調校不同劑量，幻聽仍然持續且頻密。她開始慢慢認同幻聽對她的批評，責備自己因軟弱而導致病發，又因為自己成了家人的負擔感到非常內疚。她曾想過輕生，但為了不讓家人傷心而沒有實行，取而代之以剒手[2]來發洩情緒。婉玲手臂上的傷痕，道出了幻聽帶給她的困擾和無助感。

經過 5 年藥物治療，婉玲的幻聽已受控制。雖然她每天仍然聽到那把女聲數落和責備她，但頻率比以前少多了。婉玲現在任兼職侍應，收入尚可維持生活。她也自學舞蹈來減壓。她表示跟聲音共存的秘訣是準時服藥，保持心境開朗，令自己的生活過得充實一點。婉玲曾試過放棄服藥，怎料數星期後聲音出現愈來愈頻密，於是她按指示服藥，病情慢慢再次受到控制。

現在，婉玲發現自己專心工作時，「厲鬼現身」的次數相對較少。所以她每天都為自己安排許多事情，每做一件事時，都會用雙倍的專注力去完成。亦因如此，婉玲的工作表現受到上司的讚賞。雖然婉玲

要消耗不少精力和注意力去減低幻聽對她的影響，但她相信有藥物的幫助，加上堅強的意志，沒有辦不到的事情。

然而每天都被聲音不停地「轟炸」，如何能保持心境開朗？婉玲的方法就是經常向家人或朋友傾訴心事，他們的鼓勵使她重拾自信心。她亦會多做自己喜歡的事，例如做手工藝等。當然，再堅強的人也有疲累的時候，每當她想放棄，她會想一想其他患重病的人，並勉勵自己：「能夠繼續生存，其實是一件相當幸福的事」。

1. 命令型幻聽（Command Hallucination）（參 008a）
2. 剁手：即以利器在前臂上劃出傷痕，是一種常見的自殘方法。目的多為發洩情緒，不一定與求死的念頭有關。

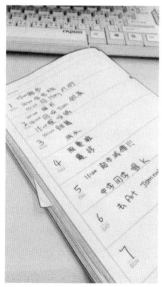

讓生活過得充實，保持心境開朗，都是面對幻聽的好方法。

005a. 幻聽的種類

幻聽指在環境沒有聲音的情況下聽到聲音，例如即使病人獨自在家裏，卻聽到同事對自己的評論。與想像（Imagery）不同的是，想像受意識控制而且是來自當事人本身，而幻聽（以及其他幻覺）非當事人能夠控制。

如何分辨幻聽

由於幻聽的經歷對病人來說非常真實，而出現幻聽時通常沒有人在場加以對證，以致病人難以分辨所聽到的是幻聽，還是真有其聲（Honig et al., 1998）。面對這種情況，有時候聲音陳述的內容具有識別意義，若內容屬於理應只有當時人知道，而沒有第三者可能知道的私隱，聲音出自幻覺的可能性便較高（Ditman & Kuperberg, 2005）。原因很簡單，因為聲音若是出自當事人的內部心理系統，便有機會涉及個人私隱的資訊。但在病人來說，可能難以理解為何外來的聲音可以無所不知，有時會為此編織一些荒誕的解釋。

思覺失調產生的幻聽與在其他情況下出現的幻聽是有分別的。幻聽可劃分為簡單（elementary）的幻聽，例如一些單音、噪音；或複雜（complex）的幻聽，例如人的說話、音樂；有一些幻聽被歸類為精神分裂症的首要症狀（First rank symptoms of schizophrenia），例如第三身幻聽（參 007a），即兩把以上的人聲在對話，討論的內容多數與病人有關；又或是評述型幻聽（Running commentary），聲音形容並批評病人的思想和行為；還有思維迴音（Thought echo，參 020a），幻聽的內容涉及病人的思想；有些個案還出現命令式幻

聽（Command hallucination，
參 008a），吩咐病人做某些事
(Schneider, 1959)。

　　部分病人接受治療後，可以
慢慢了解自己所聽見的聲音雖然
十分真實，但並不真實存在。有
些病人則會有剩餘症狀[1]，需要學
習如何應付聲音的出現，減低幻
聽對生活、情緒的影響。

1.　剩餘症狀 (Residual symptom)：指有部分病徵雖然減退了但並不代表完全消失。

參考資料：

Schneider K. (1959) *Clinical Psychopathology*. New York: Grune and Stratton.

006: 你跟我說話嗎？

徐銘，50歲，已離婚，育有一子，現時失業，與母親同住。徐銘曾從事裝修行業超過廿年，一次意外弄傷了腳，從此失業。其後雖然做過數份散工，但不幸又發生了意外，失去工作能力，只好靠綜援[1]維生。妻子帶着兒子離他而去，他只能與母親相依為命，這些遭遇令他自尊大受打擊。

大約3、4年前，徐銘開始覺得有人日夜跟踪他，每次跟着他的人都不同，有男有女，年約30多歲。徐銘聽到他們語帶恐嚇地對他說：「你不要阻礙我工作！」「你快離開我視線範圍！」等[2]，但徐銘並不認識那些人，也不知道他們的目的。他十分肯定自己被人跟踪[3]，無論他走到哪裏，那些人都跟着他。縱然徐銘不惜繞遠路逃避跟踪，依然感到他們的存在。有時，徐銘不只聽到他們在說話，甚至看見紫色影子[4]，或是一個黑衫白髮的陌生女人，身體是黑白色，坐在身旁跟他說話……徐銘心中非常害怕，他覺得即使告訴朋友或家人，他們也未必相信，他唯有繼續逃避「追踪」。有一天，這些「人物」又再從後追趕着徐銘，他不顧一切地向前跑，意外失足，從樓梯上滾下來。他被送進醫院治療腳傷，做物理治療，同時接受精神科治療。

雖然事件已發生了兩年，但徐銘現時仍聽到有男女聲音跟他說話，他依然見到那些人影。徐銘質疑自己聽到和看到的是否真實，他甚至會問朋友是否在跟他說話。不過徐銘已經習慣了幻聽的存在，故此不再像以往般恐懼和困擾。

1. 綜援：即綜合社會保障援助（綜援）計劃，目的是以入息補助方法，為那些在經濟上無法自給的人士提供安全網，使他們的入息達到一定水平，以應付生活上的基本需要。
2. 幻聽（Auditory hallucination）（參 005a）
3. 被害型妄想（Persecutory delusion）（參 013a）
4. 幻視（Visual hallucination）（參 006a）

006a. 五官幻覺

　　思覺失調的幻覺可以各種形式出現。聽覺和視覺的幻覺在思覺失調較常見，而觸覺、嗅覺和味覺的幻覺則較為罕見。思覺失調病人可能會有一種或多於一種的幻覺，但不少其他疾病均涉及幻覺，如腦腫瘤、癲癇症、老年癡呆症、偏頭痛等……故出現幻覺並不表示必然患上思覺失調。幻覺亦有機會是由毒品和酒精所引起（Mathias, Lubman &, Hides, 2008）。

視覺

　　在沒有真正視覺刺激的情況下，患者看到一些不存在的影像。

聽覺（參 005a）

　　病人聽到一個或多個說話的聲音，通常涉及精神疾病如精神分裂症，較常見是偏執型的精神分裂症（Paranoid schizophrenia）。

　　幻聽可分為兩類：簡單和複雜性幻聽。簡單幻覺感知的聲音通常是嘶嘶聲或類似的聲音，沒有內容的。複雜性幻覺的聲音可能是音樂或其他聲音，可能很清楚或不清楚，可能是病人熟悉的或是完全陌生的，內容可能是消極的或積極的。一個或多個說話聲音的幻覺與精神病（如精神分裂症）關係密切，這些徵狀對診斷思覺失調有特別意義。

嗅覺（參 009a）

　　精神分裂症患者很少以嗅覺幻覺為主要的症狀。嗅覺幻覺分為外在和內在兩種。外在的幻覺，是病人認為由其他人或物件產生；而內在的幻覺通常涉及病人認為

是自己身體所發出的難聞氣味。精神分裂症病人通常經歷的是外在的嗅覺幻覺，並從這些幻覺理解出奇怪的內容，如嗅到聖潔的氣味，或從氣味得出有外星人存在的結論。

觸覺（參 010a）

有觸覺幻覺的病人在沒有外在刺激的情況下，皮膚產生一些感覺如蟲子爬行。這類幻覺往往與濫用藥物有關，例如長時間服用可卡因或安非他命。

味覺

通常這種類型的幻覺重點針對食物味道，病人會經常懷疑食物被人下毒。

參考資料：

Mathias S., Lubman D. I., Hides L. (2008) Substance-induced psychosis: a diagnostic conundrum. *Journal of Clinical Psychiatry*, 69(3), 358-67.

007: 為博紅顏笑

　　阿暉是家中幼子，自小父母離異，母親和姐姐對他十分溺愛，不論他有甚麼要求，她們總會想辦法滿足他。27 歲那年，阿暉認識了一位在美容院工作的女孩子並想追求她，但那個女孩子要求他買下約 5 萬元的美容產品，才跟他約會。他並沒有足夠現金支付，但為了結識她，唯有用信用卡付款。其實他根本支付不起信用卡債務，於是他便到澳門賭場碰運氣，結果欠下超過 10 萬元的賭債。同時，他發現那個女孩子其實對自己並沒有好感，只想爭取足夠的銷售額。

　　在雙重打擊下，他變得情緒低落，並開始出現幻聽。他形容當時聽到一些「雜聲」，並且肯定不是從周圍環境傳來的。他因欠下債務，連累家人遭受滋擾，令他深感內疚，情緒愈發低落，經常哭泣和躲在房間中。後來阿暉除了聽到「雜聲」外，還聽到有人跟他說話，主要是批評他被騙的愚蠢行為。阿暉的性格內向，所以沒有向其他人透露他的狀況，母親和姐姐也只是以為他因受了情傷，加上深感內疚而長期躲起來。

　　直至有一次他看到電視節目，得悉一種名為帶有思覺失調病徵的抑鬱症[1]，並明白須及早醫治及接受藥物治療，才能改善病情，於是他自行求醫。定時服藥後，阿暉的幻聽情況好轉，醫生又轉介他接受個案服務。個案主任從精神健康教育入手，希望他了解思覺失調，並加強如何面對及調整壓力的訓練，也向他的家人講解過分保護對阿暉的影響，希望家人給他多點自主權和自由度。最後，阿暉的媽媽亦明白，

兒子要經歷挫折才能夠成長。

　　阿暉的康復過程尚算理想，並沒有復發的跡象，病癒後找到一份工作，與同事相處融洽。

1.　抑鬱型思覺失調 (Psychotic depression)，一種有思覺失調症狀的抑鬱症。它可以在燥鬱症或嚴重抑鬱症的情況下發生。（參 037a）

007a. 簡單與複雜的幻聽

幻聽（Auditory hallucination）可能涉及簡單（Simple）的聲音（如撞擊風鈴）或複雜（Complex）的聲音（如音樂，人與人的對話等）（Nayania & David, 1996）。複雜的聲音通常表示病人情況較嚴重。聲音通常為第二身（Second person，指病人為「你」）或第三身（Third person，指病人為「他」或「她」）。有時可能是一個以上的「聲音」，彼此互相對話。幻聽病人通常認為聲音是從外面傳入，而並非出自他們自己的想法。

第二身幻聽可在不同的病例中出現，如情緒病、腦疾病等。第三身幻聽較多在精神分裂病中出現。除了語言性幻聽外，幻聽亦可以有其他聲音，例如鈴聲、響號、腳步聲、動物聲、咳嗽聲、純音樂等。音樂型幻聽（Musical hallucination）較多在有右腦病變的病人上出現。精神分裂患者的幻聽經歷中，有部分難以理解，如聽到小鳥說廣東話，有時需要小心鑑別是幻覺還是妄想。

另外，病人可能會聽到有聲音大聲說出自己的思想，這聲音可能與思想同時發出，或出現於想法之後。他們可能會聽到聲音對自己的行動作出評述（Running commentary），例如「他現在出門……」或者聽到聲音說病人是毫無價值的、邪惡的（內容正面的聲音也會出現，但較為罕見）。聲音也可能會命令病人做某些事情（命令型幻聽，參 008a）。如聲音命令病人做傷害自己或別人的事，若果病人無法抗拒而跟從聲音指示，便可能構成危險。

如病人聽到一個聲音（第三

身幻聽）在評論、描述自己的行動，或大聲說出自己的想法，那是思覺失調的明顯病徵。

早在 1950 年代，德國海德堡精神科教授 Schneider 歸納臨牀經驗，把最具診斷意義的病徵總結為首要症狀（First rank symptoms）。第三身幻聽便是其中一種。

第二身及第三身幻聽

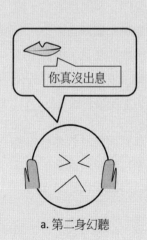

a. 第二身幻聽

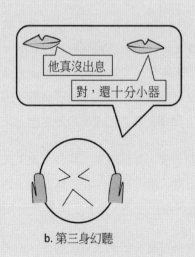

b. 第三身幻聽

參考資料：

Nayania T. H., David A. S. (1996) The auditory hallucination: a phenomenological survey. *Psychological Medicine*, 26, 1, 177-189.

008: 活在一個人的世界

1997 年的金融風暴[1] 令不少香港人失業，美華便是其中之一。她曾在一間外資公司當文員 20 年，但因公司在全球經濟衰退下倒閉而失業。最初美華依靠積蓄生活，由於一直找不到工作，幾年後用盡積蓄，只好跟同住的父親申領綜援。後來，美華父親因病去世，獨居生活的美華變得孤僻起來，甚少跟親戚朋友來往，又因為經濟拮据，數年間竟欠下逾 20 萬元信用卡債務。

幾年間，美華慢慢出現思覺失調的病徵，她認為有聲音透過腦內的電線向她說話，埋怨她欠下巨債，導致債主臨門。美華很害怕，認定這聲音是信用卡公司派來對付她的，甚至會認為幻聽源自鬼魅，或可以預告未來。美華最初可以不理會這些聲音，如常生活。後來幻聽變得愈來愈大聲和頻密，內容負面，例如說美華很沒用，叫她「去死吧」[2]。隨着幻聽的困擾愈來愈強烈，美華漸漸萌生自殺念頭。

有一天，美華隨着「聲音」走上天台，望着對面聳立的高樓和繁華的街道，覺得自己真的一無是處，應該去死吧，幾乎一躍而下。幸好管理員剛巧經過，阻止了美華。最後美華亦被送到醫院接受治療。

美華在醫院的康復進度理想，服藥個多月後，幻聽消失了，情緒亦穩定下來，可以出院。

---

1. 金融風暴：一些國家因為外資的大幅撤離引發本國貨幣、股市大幅重挫，造成亞洲地區經濟嚴重衰退，香港亦被波及。
2. 命令型幻聽 (Command hallucination)

008a. 命令型幻聽

命令型幻聽 (Command hallucination) 指幻聽的內容是命令病人進行某些行為。但不是每一個病人都會跟從幻聽的命令，要了解病人如何應付命令型幻聽，可以先了解病人對幻聽的想法：

1. 不依從指示 (Transgression)

不依從指示可能會令病人產生內疚的感覺，病人因此做出某些行為以重建自我價值。當思覺失調病人不依從幻聽的命令，病人會做出某些行為以取悅幻聽，這些行為未必直接跟命令型幻聽的內容有關。例如：命令型幻聽要求病人去殺人，病人不依從這個命令，但他可能會認為清潔廁所可以取悅幻聽，於是他就去清潔廁所。

2. 合理行為理論 (Theory of reasoned action)

合理行為理論指做出某種行為的動機，是源自社會的價值觀而產生的客觀規範 (Subjective norm)，並通過行為有效地獲得有價值的目的。病人依從命令型幻聽而做出某些行為都受這種社會價值觀所規範。有研究指出，病人較容易依從社會接受的、無害的命令，而拒絕依從不為社會接受、具傷害性的命令。

3. 服從權威

早在 70 年代已有研究發現人傾向服從權威，即使權威的指令是對人帶有傷害性。很多思覺失調病人都會認為幻聽擁有無上權威 (Omnipotent)，這些病人會較易依從幻聽的命令。

4. 情緒

命令型幻聽的內容多涉及自我批評的內容，經歷這種幻聽的病人會感到無助，及傾向服從幻聽的指示及決定。

抗拒命令型幻聽，需要靠腦內的制衡力量 (Inhibition) 及理性的思想。但思覺失調病人的執行功能 (Executive functioning) 及自我控制能力都較不穩定（參024a），未必能夠抗拒幻聽的命令。特別當病人面對語言性的指令時，這種抗拒能力就變得不可靠了。語言指令對人腦可能有莫大的非理性影響，舉例來說，當人處於被催眠的狀態 (Trance state) 時，會莫名其妙地跟從催眠師的說話，進入某個境界及跟隨指示做出非理性行為 (Barrowcliff & Haddock, 2010)。

命令型幻聽對思覺失調病人發揮支配性的影響，病人即使今天可以抗拒幻聽的命令，明天也可能跟從幻聽做出危險行為。所以，讓病人接受藥物治療，徹底根治幻聽，才是治本之計。

參考資料：

Sander A. B., Birchwood M. & Chadwick P. (1997) Acting on command hallucinations: a cognitive approach. *British Journal of Clinical Psychology*, 36, 139-148.

009: 丈夫謀害我

佩妍約 50 歲，已與丈夫分居，有一名女兒，病發後與母親同住。佩妍在五兄弟姊妹中排行第四。中五畢業後，曾任職私家牙醫診所助護和商業機構文員。她性格內向，只有幾位好朋友。25 歲結婚，一年後誕下女兒，從此當上全職主婦。她覺得女兒不喜歡她，因為她對女兒管教嚴謹。自女兒出生後，佩妍與丈夫感情轉淡，兩人愈來愈少交談，後來只靠傳紙條交代家務瑣事。由於多年沒有外出工作，她擔心自己不能找到工作養活自己。長期的壓力為佩妍帶來不安的感覺，她更覺得不能依賴這個家。

大約半年前開始，佩妍懷疑丈夫想謀害她[1]，「證據」包括她每個月至少拉肚子兩三次（她認為被下人毒）。之後她開始留意家中的污漬和放在地上的物件，包括報紙、水樽等。她相信丈夫刻意把這些物件放在地上，目的是要絆跌她。她一直提高警覺，經常感到不安和害怕。雖然佩妍一直能維持穩定的社交生活和處理家務，但回到家中便顯得處處提防。她曾多次報警，聲稱丈夫謀害自己。最後一次報警前，她忽然感到極度害怕，相信自己的生命將會受到威脅，於是收拾細軟，準備「逃亡」後報警求助。經警察及家人勸喻後，她開始求診並接受治療。

佩妍深信丈夫密謀陷害她，她努力分析收集得來的「證據」——地上的舊雜誌、牆上的污漬、幾個月來斷斷續續肚瀉、沐浴露的氣味變了等[2]——她認為這些「線索」是丈夫謀害她的證明。她認為丈夫企

圖令她受傷或跌倒，甚至準備落毒謀害她。至於丈夫的動機，她未能清楚説明，只表示丈夫希望她知難而退，逼她遷出。其他親人認為她想得太多，這令她感到更害怕和無助。她深信丈夫不動聲色地佈下陷阱，但其他親人都不信她的説話，以至最後她怕得想「逃亡」。

佩妍不同意自己有精神問題，但她明白是害怕及驚慌的情緒令她無法安睡，於是同意服用抗思覺失調藥。服藥幾個星期後，她不再感到生命受威脅，但依然相信當時丈夫是打算謀害她的。現在她展開了新生活，找到一份穩定的工作，慢慢重新建立自信。

1. 被害型妄想（Persecutory delusion）（參 013a）
2. 嗅覺的幻覺（Olfactory hallucination）（參 009a）

009a. 嗅覺的幻覺

嗅覺幻覺 (Olfactory Hallucination) (Stevenson, Langdon & McGuire, 2011; Ohayon, 2000) 是較罕見的一種幻覺，病人大多經驗令人不適的氣味，例如嘔吐物的氣味、食物變壞的氣味等。除了思覺失調，其他情況也可能令嗅覺幻覺出現，例如偏頭痛，和因病毒感染、腦腫瘤等導致腦內嗅覺系統神經組織受影響。其他精神科疾病如抑鬱症、癲癇症等也可能誘發嗅覺幻覺。嗅覺幻覺患者不容易識別，因人類嗅覺本不靈敏（相對地視覺及聽覺較靈敏），加上嗅覺容易適應 (Habituate)，在正常情況下對一種新的氣味的感覺很快便會減弱及消失，以致患者較難判斷嗅覺幻覺存在的真偽。

參考資料：

Ohayon M. M. (2000) Prevalence of hallucinations and their pathological associations in the general population. *Psychiatry Research*, 97, 2-3, 153-164.

Stevenson R. J., Langdon, R., McGuire J. (2011) Olfactory hallucinations in schizophrenia and schizoaffective disorder: A phenomenological survey. *Psychiatry Research*, 185, 3, 321-327.

010: 螞蟻耳裏爬

智勇生於香港，年約 30 歲，是家中的長子，有 3 個弟妹。他自幼不喜歡上學，卻愛研究哲學、政治等問題。1 年前，他突然害怕乘坐路面交通工具，之後又感覺到耳朵內像有螞蟻爬行[1]，於是自行到醫院求診。

智勇為人悲觀，情緒極端。因父母均外出工作，智勇從小便要照顧自己和弟妹。他形容自己是個乖學生，與其他同學相處融洽，但礙於身型比較矮小，怕被其他同學取笑，所以總是跟隨大伙兒。

智勇中五畢業後出來工作，為期最長的工作心也只做了 4 年。他曾任職文件速遞員，但對乘坐路面交通工具的恐懼影響了他的工作。雖然他已盡力尋求方法克服恐懼，亦自行求診，結果仍被公司辭退。

智勇相信自己患的只是焦慮症，情緒因而變得暴躁。他覺得耳朵內有螞蟻爬行，感覺很真實，不是幻覺[2]。後來又承認曾經偶然看見強光，而這強光可讓他預知未來[3]。

智勇期望服藥可以令他消除恐懼，盡快復原並重新找尋工作。但失去工作後，他大部分時間都留在家中，不願見人，胃口亦變差。他亦害怕長期服藥會令他依賴藥物，因此服藥 6 個月後，他開始自行停藥。

停藥初期智勇沒有感到異樣，更找到新的工作。可惜 3 個星期後，

耳朵內螞蟻爬行的感覺又再出現，而且不只恐懼路面交通工具，連乘坐地鐵都令他害怕，於是立刻服藥並主動覆診。

　　此後，智勇明白到服藥的效用。他現在已沒有感到耳朵內有螞蟻爬行，而且情緒方面亦有好轉。社交方面，他外出多了，亦會與朋友接觸。經醫護人員解釋後，之前對依賴藥物的憂慮亦去除了。他明白只要依照醫生指示服藥，病情會得到控制和改善。

1. 觸角的幻覺 (Tactilc hallucination)：指人在沒有外在刺激物的情況下，皮膚會產生一些感覺。(參 010a)
2. 幻覺 (Hallucination)（參 006a）
3. 誇大型妄想 (Grandiose delusion)：是妄想的一種，患者會認為自己的地位、能力、知識等較其他人優越，或認為自己有特殊的能力和影響力。

010a. 觸覺的幻覺

幻覺在精神病中頗為常見，尤其常出現於思覺失調。聽覺和視覺為最普遍的幻覺，而觸覺、嗅覺和味覺的幻覺為較少見的精神病徵狀 (Lewandowski et al., 2009)。有觸覺幻覺 (Tactile hallucination) 的人在沒有外在刺激物的情況下，皮膚會產生一些感覺。這跟另一種身體的幻覺 (Somatic hallucination) 頗為相似，但後者的幻覺來自身體內部的器官。智勇所經歷的是皮膚觸覺的幻覺，研究指出這種幻覺大約佔所有幻覺的 4%-17%，不算十分罕見 (Berrios, 1982)。除了思覺失調病人會經驗觸覺幻覺外，一些濫用藥物的人亦會出現這種情況（參 026a）。

觸覺幻覺的患者可能像智勇一樣會感到皮膚下有東西在移動 (Formication)，因而產生妄想去嘗試解釋這種感覺。曾經有患者因為這些幻覺而相信皮膚下有蟲在蠕動，忍無可忍下用刀嘗試割開自己的皮膚把蟲拿出來，可見觸覺幻覺帶來的困擾可以很大。

參考資料：

Lewandowski K. E., DePaola J., Camsari G. B., Cohen B. M., Ongur D. (2009) Tactile, olfactory, and gustatory hallucinations in psychotic disorders: a descriptive study. *Annals Academy of Medicine Singapore*, 38: 383-385.

Berrios G. E. (1982) Tactile hallucinations: conceptual and historical aspects. *Journal of Neurology Neurosurgery & Psychiatry*, 45, 285-293.

011: 何妨開門見山說

子妍大學畢業後不久，到一間大型機構當見習行政人員。工作雖然辛苦，壓力頗大，但子妍仍能平衡工作和休息的時間，每星期抽空做幾次運動和參加義工活動。有一次，子妍工作到很晚才回家，儘管十分疲累卻總是無法入睡。後來子妍還出現幻覺和幻聽，連續失眠了3天，於是家人帶她去急診室求診。

原來在失眠期間，子妍看見觀音[1]，又聽到家人說她壞話。她為此很害怕和不知所措，不敢跟家人透露她的幻覺經歷。但媽媽看出子妍的異常，就主動問她。母親向子妍保證家人不會說她壞話，所以她所聽到的都不是真的，又勸她求診。她相信媽媽的話，就去求診。現在她每次覆診時，媽媽總會陪伴她。

子妍後來憶述，其實她沒有將全部的幻聽內容說出來，因為她不想家人擔心，所以連醫生也不知道。其實她不只聽到一把聲音，眾多聲音裏包括她所有家人和一些熟悉的朋友。不論子妍做任何事，那些聲音都會說她做得不好，由起床到她睡覺的一刻，都有聲音不停對她說話[2]，形容她的行為，讓子妍開始懷疑家人是否在背後數落她。後來又多了兩把她不熟悉的聲音，她覺得一把聲音是來幫助她的神，另外的是魔鬼的聲音。而她也開始懷疑父母是魔鬼。對於這些聲音，子妍都無法控制，也不能跟他們對話。子妍感到很困擾，上街也覺得身邊

的路人都在說她的不是 [3]，於是整天躲在家裏，感到很辛苦無助。

在醫護人員勸導下，子妍漸漸明白要坦白說出症狀，才能得到有效的治療，所以她願意交代病情。雖然現在子妍仍會聽到責罵她的聲音，不過病徵愈來愈輕微，這表示她離康復已經不遠了。

1.　視覺的幻覺 (Visual hallucination)：病人看到實際不存在的事物。
2.　評述型幻聽 (Running commentary)：對患者的行為思想加以形容的幻聽。
3.　關聯妄想 (Delusion of reference)（參 014a）

011a. 幻聽的認知理論

幻聽指在沒有外界訊息下聽到聲音（多為人類語言）的知覺。目前學術界對於幻聽的出現在認知功能上有兩大說法，分別為上而下處理理論 (Top-down processing) 及內在語言理論 (Inner speech theory) (Frith, 1987)。

上而下處理理論

人在感應外在事物時，由感覺器官（如眼、耳、口、鼻）從外界接收物理訊號（如影像、聲音、氣味），感官細胞把物理訊號轉化為神經訊號傳到大腦。

大腦內有多個「工作站」把這些神經訊號逐步加工，把基本的「點」與「線」逐步建立為日常生活中的複雜事物（由下而上處理，Bottom-Up Processing）。在加工過程中，腦部會動用過往對事物的認識及其他資訊，過濾 (Disambiguation) 原始物理訊號中的雜音和不足（由上而下處理 Top-Down Processing）。

上而下處理會受到期望 (Expectation) 所影響。如果上而下的影響強烈，會抑制下而上的資訊，而造成錯誤的感覺，因而產生幻覺或錯覺。

內在語言理論

人在思考時，往往會在腦裏無聲地自言自語。這種「內在語言」是人類日常思維一個重要模式，如進行心算、預演重要會談、解決複雜問題時，都會出現言語性的思維。

內在語言發生時，腦部語言的發出和接收系統都會變得活躍，腦部校對系統令語言接收系

統分辨出資訊是發自內部而不是
來自外界。在思覺失調的狀態下，
腦部的校對系統變得薄弱，可能
把內在語言誤認為來自外界。換
言之把內心的聲音誤認為是來自
外在，形成幻聽。

參考資料：

Frith C. D. (1987) The positive and negative symptoms of schizophrenia reflect impairments in the perception and initiation of action. *Psychological Medicine*, 17, 631- 648.

012: 觸不到的黑衣人

可恩 30 多歲，在內地出生，是家中長女，有弟妹各一。小時候因母親出外工作，要負責照顧弟妹和打理家務。後來移居香港，忙着適應新環境，但缺乏朋友和家人的支持。可恩性格內向，甚少主動跟其他人接觸，更遑論向人敞開內心世界。她一向對自己有很高的要求，又容易緊張，自信心也不大，婚後多數時間留在家中打理家務及照顧兒子。後來因與丈夫經常爭吵而離婚，可恩的睡眠質素亦開始變差，影響工作，情緒變得低落，經常哭泣。

可恩開始在住所內「見鬼」，據她描述那是一個黑衣人[1]，即使她從一個地方搬到另一個地方，黑衣人都跟隨着她。黑衣人通常在早上和晚上，她獨處或情緒低落時出現。當她感覺到黑衣人出現，曾嘗試回頭正視他，但一轉頭，他就消失了。有時候可恩會罵他，叫他不要騷擾她。可恩對此感到害怕但又不敢跟別人說，怕別人誤會她迷信，因此只獨自一人哭泣面對。

除了見到黑衣人外，可恩還漸漸聽到如耳鳴般的聲音，偶然來一陣轟隆的雜聲，後來更聽到有人聲指罵她[2]。可恩辨認出這些聲音來自外家的親戚、公司老闆和同事，聲音之間互相對話，數她的不是，令她覺得自己是個沒用的人。她還在晚上快入睡前，聽到女士抽泣聲和拍門聲，好像有人在求救般。可恩的睡眠因此受到嚴重影響。

　　可恩開始變得多疑，外出時總覺得有人跟踪她，想謀害她[3]。種種滋擾令可恩瀕臨崩潰邊緣，完全無法集中精神。有一次預備午餐時，她竟把水燒乾了，險些釀成火災。她最終不得不向外求助，接受治療。她被醫生診斷為精神分裂症在已接受了 6 個月的治療，她明白從前一直承受幻視和幻聽之苦[4,5]，經藥物治療後，這些徵狀亦受到控制。

1. 幻視 (Visual hallucination)（參 006a）
2. 幻聽 (Auditory hallucination)（參 005a、007a、008a、011a）
3. 被害型妄想 (Persecutory delusion)（參 013a）
4. 同註 1
5. 同註 2

012a. 幻覺與腦掃瞄

　　幻覺（參 006a）是思覺失調其中一個主要的病徵，基本上是指一些在沒有任何物件出現刺激的情況下，感官接受到訊息。根據許多古老文化，幻覺被認為是一種神靈向人傳遞的訊息。今天，幻覺已被認識為一種腦部病徵。幻覺除了出現在思覺失調病人身上之外，一些有腦部腫瘤、中風、嚴重腦發炎的病人和濫用精神科藥物的人亦有機會出現幻覺。

　　近年，學者開始以科學技術，如正電子發射斷層掃描器（Positron emission tomography, PET）和磁力共振掃描器（Magnetic resonance imagery, MRI），研究與幻覺相關的腦部結構和活動（Allen et al., 2008）。大多數研究指出，幻聽的嚴重程度和腦部顳上溝（Superior temporal gyrus）的體積成反比例。換言之，出現幻聽較頻繁的患者的顳上溝的體積都較正常人小。另外，研究發現當幻聽出現時，主管言語訊息的處理和產生的布羅卡區（Broca's Area）、處理情感的前扣帶迴（Anterior cingulate），和負責聽覺及言語分析的左顳葉上皮層（Left superior temporal cortex）都會有較活躍的腦部活動。而當幻覺以視覺形式出現時，一些與視覺有關的腦部地區則會有較多腦部活動，例如：如果幻覺的影象為彩色，負責色彩的 V4 腦區就會較為活躍（McGuire et al., 1993）。可見幻覺出現時，平常負責處理相關感覺的腦區有相應活動，以致病人不能分辨那是因病態產生的腦部活動，還是來自外界資訊所引起的正常感覺。

語言有關腦區

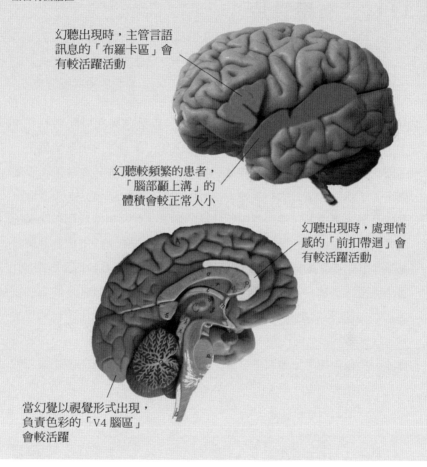

幻聽出現時，主管言語
訊息的「布羅卡區」會
有較活躍活動

幻聽較頻繁的患者，
「腦部顳上溝」的
體積會較正常人小

幻聽出現時，處理情
感的「前扣帶迴」會
有較活躍活動

當幻覺以視覺形式出現，
負責色彩的「V4腦區」
會較活躍

參考資料：

Allen P. et al. (2008) The hallucinating brain: A review of structural and functional neuroimaging studies of hallucinations. *Neuroscience and Biobehavioral Reviews* 32, 175-191.

McGuire P. K., Shah G. M., Murray R. M. (1993) Increased blood flow in Broca's area during auditory hallucinations in schizophrenia. *Lancet*, 342, 703-706.

013: 有毒香片

子威年近六旬，是一名裝修工人，子女已長大成人，與太太兩口子過着平淡而滿足的生活。子威平日努力工作，亦喜歡與同鄉閒談。

子威的精神似乎一直沒有什麼問題，直至在某次與同鄉的聚會中，他接受了其中一人給他的一杯香片茶和一支香煙之後感到暈眩，並因此認為其中一位同鄉被中國的黨委[1]收買，在那杯香片茶和香煙裏下了迷藥[2]。子威此後行為變得古怪，開始胡言亂語，包括斥罵同鄉，又提及對毛澤東、江澤民等中國領袖的看法。他又相信自己被隱藏的鏡頭偷拍，證據是他與同鄉談話時，那人是躺着的，子威認為他躺着是為了避開被隱藏的鏡頭所偷拍。子威相信中國的黨委偷拍及跟蹤他，目的是搜集證據，待他下次回內地時，把他拘捕，然後送入監牢加以逼害[3]。他甚至認為有人操控他說話[4]，以致他有時會說出不合情理的內容。他雖然確信自己被人逼害和利用電腦監視[5]，但他因為不懂使用電腦，所以未能提出確實的證據。在入院前數天，子威的太太看見他在自言自語和偷笑，甚至到那位同鄉的家，斥責他「賣友求榮」的行為，所以把他送進急症室。

其實子威當初並不願意入院接受治療，只因想檢驗自己有否被下毒，便勉為其難跟太太到急症室。子威在接受治療後不久，已再沒有提及被跟蹤或監視，卻堅持當日那杯香片茶有毒。子威太太認為子威是被同鄉戲弄，不需要繼續接受治療。出院後，子威一切如常，只是當談及病發的經歷，他仍堅信自己的看法，不認為那是思覺失調的病

徵。他一直有工作，這成為他不能覆診的理由，於是個案服務主任繼
續定時接觸他，以了解他的最新情況。

1. 黨委：黨委員會的簡稱，是中國共產黨在地方設立的各級委員會及基層委員會。
2. 被害型妄想（Persecutory delusion）（參 013a）
3. 同註 2
4. 被控制妄想（Delusion of control）（參 045a）
5. 同註 2

013a. 被害型妄想

妄想 (Delusion) 為思覺失調患者的主要症狀之一，在不同的精神病都會出現。妄想指一些錯誤的信念，而這些信念的內容與社會和文化背景不一致，但患者卻深信不疑。妄想的內容有些會較易理解，但有些則沒有明確的出處，而且內容相對荒謬。此外，妄想亦有不同類型的內容 (Garety et al., 1988)，包括：被害 (Persecutory)、自我關聯 (Reference，參 014a)、被愛 (Love)、嫉妒 (Jealousy，參 015a)、自我誇大 (Grandiose)、內疚 (Guilt)、感應 (Telegraphy)、身體問題 (Ill-health)、虛無 (Nihilism)、誤認 (Misidentification)、身體變形妄想 [1] (Dysmorphophobia)，而當中最普遍的就是子威所經歷的被害型妄想。

被害型妄想會令病人堅信自己受到迫害、欺騙、跟蹤、下毒、誹謗或陰謀等對待。病人往往會變得極度謹慎和處處防備，很小的事情可能放大成妄想的核心。有些病人會因為過度妄想而產生憂慮、抑鬱等負面情緒。大多數病人在接受藥物治療後妄想都會減退，部分病人會了解到過去的妄想是不真實的。

---

1. 身體變形妄想 (Dysmorphophobia)：患有身體變形妄想的病人會覺得自己身體某個部位的外表（包括形狀和大小）出現問題，這些問題與該部位的功能並沒有關係。

參考資料：

Garety P. A., Wveritt B. S., & Hemsley D. R. (1988) The characterisitics of delusions - a cluster analysis of deluded subjects. *European Archives of Psychiatry and clinical neuroscience*, 237, 112-114.

Kimhy D. et al. (2004) Delusions in individuals with schizophrenia: early vs. later course characteristics. *Schizophrenia Research*, 70, 119-120.

014: 匿名情書

樂樂 29 歲，與父母、弟弟同住。性格內向的樂樂小時候雖然朋友不多，但一直生活安定愉快，直至中一轉校後開始遇上種種問題。因樂樂性格慢熱，較難結交朋友，經常被同學戲弄，給樣貌平庸的她冠以「校花」的名銜。每當樂樂心情低落時，她便用利器割傷自己的手腕，發洩情緒。由於成績欠佳，樂樂中五後報讀夜校至中七。畢業後在不同公司任職文員，最長的工作也只能維持 4 個月。每當被上司責備，她便會感到十分緊張，然後辭去工作。

3 年前樂樂愛上一名男子，有次她鼓起勇氣，寫了一封匿名情書表達愛意。她把情書放進他的信箱後，走到後樓梯大喊那男生的名字，告訴正在打籃球的他到信箱收信。然而那男生沒作出甚麼回應，樂樂為此情緒低落，後來更出現幻聽、妄想、焦慮等症狀。

樂樂經常被三四把聲音煩擾[1]，這些聲音有男有女，總是在數落她，說她醜陋、自以為是、放蕩、寫匿名情信給其他人等，有時又會批評她的決定。幻聽對樂樂來說很真實，雖然她住在 29 樓，仍堅信樓下的一班「黃毛小子」在批評她，可是每次她走到窗前都看不見「他們」[2]。樂樂說就算她跑到較遠的地區，也能聽到那班人的說話。除了幻聽外，她還受旁人的目光所困擾，經常覺得路人都在凝視她，又感到被跟踪[3]。她變得十分焦慮，開始拒絕外出，經常躲在家裏哭泣。

　　樂樂的母親察覺到她的情緒變化後，帶她到醫院求診。服藥後，樂樂被人凝視和跟踪的感覺消失了，幻聽的次數也減少了，但負面的評語對她依然造成很大困擾，令她情緒低落。經過心理治療後，樂樂開始對這些聲音提出懷疑，漸漸學會放下這些評語所引起的困擾，更懂得以聽音樂來分散注意力和舒緩情緒。

1. 幻聽（Auditory hallucination）（參 005a）
2. 同註 1
3. 關聯妄想（Delusion of reference）（參 014a）

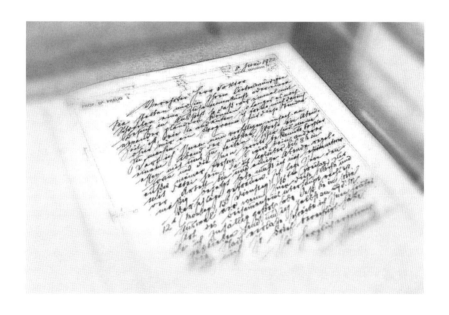

014a. 關聯妄想

關聯妄想 (Delusion of reference)，又稱牽連觀念，指病人錯誤認為發生在周邊環境的多種事物與自己有特別關連。關聯妄想內容包括誤以為被別人談論、凝望、接受到一些暗示及成為傳媒焦點等。在思覺失調病人中，有近七成曾出現關聯妄想，是最普遍的病徵。除了在病人身上發生外，在思覺失調病人的親屬身上亦發現關聯妄想的徵狀。而較輕的情況稱為關聯思維 (Idea of reference)(Wong et al., 2012)。

傳統上，關聯妄想被歸類為被害型妄想 (Delusion of persecution, 參 013a) 的其中一部分。但是，關聯妄想在身體變形妄想 (Dysmorphophobia) 中亦非常普遍，在沒有患上任何精神病的人中亦偶有出現，故此，關聯妄想應被看成獨立病徵。關聯妄想除了在思覺失調病人中出現，亦會在抑鬱症病人身上發生。

關聯妄想的例子：
1. 當病人看到或聽到街上的行人笑聲，會覺得行人正在談論他。
2. 因為病人生肖屬蛇，他會覺得所有蛇的卡通人物都與他有關。

關聯妄想在大部分思覺失調病人中出現，而關聯經驗可以視為思覺失調醞釀期（Prodromal period，參 002a）的病徵，亦可能是復發的早期病徵（參 053a），故此不容忽視。

參考資料：

Wong G. H. Y., Hui C. L. M., Tang J. Y. M., Chiu C. P. Y., Lam M. M. L., Chan S. K. W., Chang W. C. & Chen E. Y. H. (2012) Screening and assessing ideas and delusions of reference using a semi-structured interview scale: a validation study of the ideas of Reference Interview Scale (IRIS) in early psychosis patients. *Schizophrenia Research*, 135, 158-163.

015: 怒火燎人

25 歲的尹浩是馬來西亞華僑，來自大家庭。近來他十分暴躁。幾天前，他在人來人往的旺角逛街，被路人撞了一下，便覺得那個人是衝着他而來的[1]，打算報復。但當他一轉身，路人已消失得無影無蹤。那種怒氣幾天後還沒消失，尹浩覺得他要撞一次路人才可以平息怒火！

由於他幾晚都沒好好睡過，所以情緒有點失控。他每晚都看到一個黑影[2]拿着刀一直站在門口守着他，令他很驚慌，難以入睡。他相信黑影是由離他而去的太太派來的，目的是向他報復。太太已經離開一年多了，尹浩依然深信她有一天會回到他身邊，還決定到時會待她好一點。

原來尹浩結婚不久，便懷疑太太有外遇[3]。他覺得太太在夜店做清潔工作是藉口，實情是去勾搭其他男人。於是尹浩跟踪太太，當看見她跟一位男同事聊得高興，就認定太太跟他有曖昧關係。尹浩又傷心又氣憤，把太太的東西全都掉到屋外，還出手打她。自此，太太不再理會他，夫妻關係變得冷淡。尹浩曾一怒之下，從廚房拿了 5 把刀放在桌上，等太太回來同歸於盡，但他最後還是決定離開傷心的家。尹浩漸漸與家人失去聯絡，令家人十分擔心。有一天，他妹妹終於聯絡到尹浩，並登門探訪，但是拍門很久都沒有回應，於是報警求助。警察來到，發現尹浩因服食大量安眠藥意圖自殺，昏迷在牀上，便馬上送他入院。這次入醫院對尹浩來説是一個可怕的經歷，他從此很害怕見醫生。

此後，尹浩的情緒一直不見好轉，加上這個時候尹浩父親因肝病去世，令他又萌生自殺的念頭。幸好這次由姐姐和哥哥發現，所以他再一次獲救。尹浩變得愈來愈怕外出，覺得別人總是看着他，對他不懷好意，睡覺時又見到拿刀的黑影。

尹浩家裏有人要長期服用抗思覺失調藥，眼見藥物為親人帶來的副作用，令他一直不接受長期服用藥物。他認為服用抗思覺失調藥，代表他不可以開展新生活。常常不服藥，讓他的病情和情緒均不穩定，失眠也沒有好轉。過了好一段時間，他終於明白到，如果想盡快康復，一定要接受藥物治療，所以他開始按時服藥。隨着病徵和情緒有所改善，尹浩知道自己正逐漸康復，對開展新生活重拾希望。

1.　關聯妄想 (Delusion of reference)（參 014a）
2.　視覺幻覺 (Visual hallucination)
3.　嫉妒型妄想 (Delusion of jealousy)

015a. 嫉妒型妄想

尹浩因認為妻子有外遇而引發一連串情緒反應及行動，是嫉妒型妄想 (Delusion of Jealousy) 的例子。嫉妒型妄想是指懷疑伴侶對自己不忠的妄想，是常見的妄想主題。病人可能會以一些空泛的證據支持自己的想法，例如家中的零食突然消失，又或者伴侶經常外出等。有這種妄想的病人可能會企圖以各種方法證實伴侶不忠，包括檢查伴侶的電話記錄、錢包，甚至親身或聘人跟蹤伴侶，與伴侶對質，從而引致家庭暴力。

嫉妒型妄想與抑鬱症有關，而一些病人會以不良的方法處理，對自己和伴侶構成傷害，例如因要持續跟蹤伴侶而丟掉工作、在與伴侶對質過程中傷害彼此關係、酗酒、傷害伴侶或病人所相信的外遇對象等 (Silva et al, 1998)。尹浩就曾因為相信妻子不忠而想過傷害對方和自己。尹浩的經歷亦反映這種妄想對於家庭、婚姻關係可以造成很大的傷害，而這種傷害在妄想消失後亦未必能修復。另外，由於伴侶有外遇在現實中並非完全沒有可能發生（非荒謬妄想，Non-bizarre delusion，參 016a），以致病人的病識感（參 060a）通常偏低 (Wessely et al., 1993)。

參考資料：

Silva J. A. et al. (1998) The Dangerousness of Persons with Delusional Jealousy. *Journal of American Academy of Psychiatry and the Law* 26, 607-623.

Wessely S., Buchanan A., Reed A., Cutting J., Everitt B., Garety P. & Taylor P. J. (1993) Acting on delusions. I: Prevalence. *The British Journal of Psychiatry*, 163: 69-76.

016: 外星人侵略地球

阿夕現年 30 多歲，無業，曾經轉換過多份工作，包括侍應和保安員，但都維持不久。他從小缺乏自信，自我形象差，不擅交際。由於父母工作時間長，小時候他一直由祖父母撫養，所以與父母關係疏離。他總覺得父母偏愛妹妹，又不滿父親經常言語上侮辱他，令他的童年不甚愉快。幸好母親和妹妹對阿夕一直關心備至，令他不至於完全缺乏家庭溫暖。

5 年前，阿夕與女朋友分手，他因此變得情緒低落。他失去社交的動力[1]，並經常有自貶的想法。他到普通科醫生處求助，被診斷患上抑鬱症。醫生給他處方抗抑鬱藥，但礙於藥物昂貴，他完成 3 個月的療程後就再沒有繼續接受治療。此後幾年，阿夕的心理狀況一直欠佳，情緒波動和社交上的退縮心理，令他漸漸失去工作能力，而且足不出戶。他曾經連續 3 天完全沒有進食，只待在牀上[2]。

最近幾個月，阿夕的情緒愈見低落，有時候出現精神緊張、肌肉繃緊和失眠的情況，甚至一度有自殺念頭。阿夕開始覺得自己被鄰居取笑和被途人敵視[3]，又懷疑身邊的人要謀害他[4]。他再次向醫生求助，被轉介至精神科，被診斷患上思覺失調。服用精神科醫生處方的抗思覺失調藥及抗抑鬱藥初期，阿夕仍然有被跟踪或被謀害的感覺，他甚至多次聲稱目擊不明飛行物體，只是身邊的人沒有看見[5]。

自此，阿夕對飛碟產生興趣，開始從網絡或到圖書館搜尋關於飛

碟的資料。他聯想到外星人可能透過電波干擾腦內分泌物多巴胺，便認定一直跟踪他的是外星人。然後他開始整天戴上帽子，以免腦部受外星人干擾或控制。他形容外星人對他貼身跟踪，距離近得幾乎碰到他，又覺得外星人快要侵佔地球，甚至向妹妹借照相機，待下次飛碟出現時把它們拍攝下來。

後來，阿夕經醫生解釋後，洞悉自己的「外星人經驗」是思覺失調的症狀，於是沒有從前般害怕被騷擾的感覺。他願意按時服藥，希望能盡快康復。阿夕現在還未完全康復，偶然還有被跟踪的感覺，情緒會忽然極度低落，但他積極參與社區活動，如運動比賽等，健康的社交活動令阿夕不再如以往般自我封閉。

1. 陰性病徵 (Negative symptom)（參 020a、022a）
2. 同註 1
3. 關聯妄想 (Delusion of reference)（參 014a）
4. 被害型妄想 (Persecutory delusion)（參 013a）
5. 幻視 (Visual hallucination)（參 006a）

016a. 妄想的荒謬性

妄想可分為荒謬 (Bizarre) 及非荒謬 (Non-bizarre) (Cermolacce et al., 2010)。涉及情緒病徵的思覺失調，通常較少出現荒謬的妄想。在個案中，阿夕的妄想內容由起初較有邏輯性或接近現實，漸漸演變成後來不尋常甚至荒謬。

怎樣的妄想才算是荒謬呢？荒謬的妄想是顯然不合理、不能夠理解的，並且不是來自一般的生活經驗。其他的定義分別為：1. 該信念在實際和邏輯上明顯地不可能發生；2. 該信念在一個特定的社會或文化背景下不被接納；3. 無法從病人的過往經驗中推斷可能出現該信念的原因 (Tanenberg-Karant et al., 1995)。

荒謬妄想的關鍵是違反常理。日常生活中的意念都合乎多年累積的常識及關於這個世界的基本知識（又稱語意系統 Semantic system）。違反常理的意念反映語意系統受到干擾。當思覺失調病人出現荒謬妄想病徵，反映病人的語意系統受到干擾，病情一般較非荒謬妄想嚴重。

參考資料：

American Psychiatric Association (1994) *Diagnostic and statistical manual of mental health disorders (4th ed)*, Washington DC: Author.

Cermolacce M., Sass L., & Parnas J. (2010) What is bizarre in bizarre delusions? A critical review. *Schizophrenia Bulletin* 36, 667-679.

Tanenberg-Karant M., Fennig S., Ram R., Krishna J., Jandorf L., Bromet E. J. (1995) Bizarre delusions and first-rank symptoms in a first-admission sample: a preliminary analysis of prevalence and correlates. *Comprehensive Psychiatry* 36, 428-434.

017: 不是走投無路

美妮是五兄弟姊妹中的長女。自中七畢業後，一直當會計文員，她文靜但多疑的性格令她朋友不多，直到 40 歲仍然未試過談戀愛。自從患上思覺失調後，與家人關係變差，更搬離家人獨居。

美妮受妄想[1] 困擾多年，她覺得街上途人都是政府派來專責毒害她的[2]，當有途人在她身邊經過，稍稍揚起一點風時，她便會聞到嗆鼻的氣味[3]，被微風擦過的那邊臉會有刺痛感覺[4]，並認為對方向她散播有毒粉末，以影響她長遠的身體健康。美妮在家或出外用膳時，每當看見食物或飲品附近有一些塵埃，便會立即認定食物也被加入有毒粉末，常常要用清水沖洗食物才肯食用。

美妮因害怕被下毒，長期選擇一些獨立包裝的食物或罐頭食品，所以未能吸收足夠營養，外表顯得瘦弱。亦因為她每當有風揚起時便聞到嗆鼻的氣味及臉部有刺痛的感覺，所以即使美妮有面試的機會，也因面試時公司的空調令她不適而放棄，她更認為該公司是與政府聯手對付她的[5]。即使美妮多麼希望能夠自給自足，她的幻覺及妄想卻妨礙她就業。

此外，美妮又發現自己清洗過的衣服皆有被刻意漂白了的地方，令她沒有體面的衣服穿着外出或上班。她認定這些事情都是由政府策劃的，因為唯有政府才能夠有如此龐大的人力物力來跟踪和毒害她，

令她走投無路 [6]。最後她便要無奈地跟隨他們的安排──前往門診部求醫。

1.　妄想 (Delusion)（參 013a、014a、015a、016a、017a）
2.　被害型妄想 (Persecutory delusion)（參 013a）
3.　嗅覺的幻覺 (Olfactory hallucination)（參 009a）
4.　觸覺的幻覺 (Tactile hallucination)（參 010a）
5.　同註 2
6.　同註 2

017a. 妄想系統化

妄想是思覺失調的主要病徵之一，病人的特點和對治療的反應都會影響妄想內容 (Cannon & Kramer, 2012)。

從個案可見，美妮將妄想的每件事都歸咎政府，因為她認為只有政府才有這樣的人力物力去謀害她。把各項妄想歸納成有關連的現象並不罕見，是病人將妄想內容系統化 (Systemization of delusion) 的常見做法。亦有病人會從身邊的事物搜尋證據以編織並鞏固妄想的內容，這些都是他們嘗試解釋妄想並將妄想內容合理化的方法 (Dudley et al., 1997)。

妄想經系統化後一般都是內部合乎邏輯並多層次的，內容佈局嚴謹，細節互相支持，因而令妄想對病人來說更加真確，難以動搖。這些妄想需經長年累月的邏輯思考才可編織而成，並非一朝一夕構成的。藥物可停止病人繼續編織妄想的內容，但已編織了的則不容易被立刻刪去，所以除了藥物治療（參 046a、047a），相關的心理治療（參 056a、057a）亦有助提升病人對妄想的洞悉力，減少對妄想的堅持。

參考資料：

Dudley R. E. J., John C. H., Young A. W., Over D. E. (1997) Normal and abnormal reasoning in people with delusions. *British Journal of Clinical Psychology*, 36, 2, 243-258.

Cannon B. J., & Kramer L. M. (2012) Delusion content across the 20th century in an American psychiatric hospital. *International Journal of Social Psychiatry* 58, 323-327.

018: 開關門

梓建，35 歲，中五畢業，獨居，沉迷網上遊戲。

自小學開始，梓建便常遭同學欺凌，只與一兩個同樣被欺凌的同學感情較好。他很艱難才能升上中學，但繼續被同學排斥。他很怕對着大伙兒說話，害怕說錯話令自己出洋相，總覺得自己的話沒有人會專心聽，所以他不願開口與人說話，遇到欺凌時只會啞忍。

梓建小時候很怕父親，因為他覺得爸爸脾氣暴躁，偶然做錯事便要捱打捱罵。梓建的學業成績欠佳，在學時又未能結交朋友，他對此一直耿耿於懷。他從小不喜歡上學，每天下課後便立即回家，在家中看卡通片令他感覺較輕鬆自在。

回想以往被同學欺凌，他心感不忿。中五畢業後，他工作並不順利，當同事犯錯後卸責，結果往往由梓建來承擔。工作約半年後，因被上司指責而辭工，以後一直未有工作。梓建自小喜歡幻想，常幻想自己是漫畫主角，並渴望獲得別人欣賞。他認為自己沒有幽默感和才華，所以未能吸引別人注意。

直至梓建 27 歲時，他開始很留意爸爸的咳嗽聲、打嗝聲，認為這些聲音是刻意針對他而發出的 [1]，目的是打擾他玩網上遊戲的愉快心情。每當梓建聽到這些聲音便會感到很憤怒。他曾為此與家人爭執，甚至大打出手。兩年後，梓建搬離家人居住，卻又認為鄰居也在製造聲音騷擾他，因而大感憤怒。

　　梓建喜歡半夜玩網上遊戲，白天睡覺。他討厭聽到鄰居開關門的聲音，認為這聲音是針對他的。這狀況已維持了 4 至 5 年。起初他聽到鄰居所發出的聲音而感到恐懼，後來感到不甘心並作出反抗，例如聽到鄰居開門關門的聲音後，他會去大力關上自己的大門來表達不滿，接着卻又會聽到別的鄰居開門關門的聲音。如是者重複多次後，梓建認為鄰居都在針對他，刻意模仿他開門關門，目的是要騷擾他，令他不能集中精神玩網上遊戲。

　　最近梓建對於被騷擾感到愈來愈困擾和憤怒，曾經失控喝罵鄰居。後來他希望可以不再受這些開關門聲音的影響，鼓起勇氣致電思覺失調熱線求助。

　　梓建與醫護人員對話時，滔滔不絕地説他如何對付鄰居的開關門聲，話題大都圍繞着同一件事，偶爾談及小時候被欺凌的情形，東拉西扯，他有時候甚至不知自己自己説到哪裏。

　　他懷疑藥物能否減輕他對聲音的敏感度，只期望服藥令他情緒穩定，所以一直有意無意的不依從指示服藥。但醫護人員用心聆聽的態度，令他感到被接納，亦有助他突破自己，接受別人的建議。透過藥物及心理輔導，梓建對聲音的敏感想法已慢慢緩和下來。

1.　關聯妄想 (Delusion of reference)（參 014a）

018a.
大腦生理與因果關係判斷

上述個案中，梓建如何理解鄰居的開門關門聲，涉及因果關係認知 (Causal reasoning)。一般人可能會有其他想法，例如關門時發出聲音是平常事、可能是大風把門給關上了、鄰居心情不好所以大力關門洩憤等，而梓建則偏向認為是鄰居刻意針對自己。一般來說，人們會關注與自己有關的事，但是在病人患病初期，一些相對無關重要的事物也能獲得他們的關注，並被加諸不合宜的重要性 (McGhie & Chapman, 1961)。病人可能會因為嘗試解釋這些經歷而形成關聯妄想 (Delusion of reference，參 014a， Jørgensen,1994)。另外，亦有理論指出多巴胺在大腦內有指示事物重要性的功能，若多巴胺水平失調，病人可能把無關痛癢的事演繹成重大事件，例如梓建把平常的關門聲音理解成是鄰居在回應他的開關門（參 057a）。

參考資料：

McGhie A., Chapman J.(1961) Disorders of attention and perception in early schizophrenia. *British Journal of Medical Psychology, 34*, 103-116.

Jørgensen P. (1994) Course and Outcome in Delusional Beliefs. *Psychopathology*, 27, 89-99.

019: 從未發生的童年

　　約 6 年前，倩瑩到美國升讀大學，修讀工商管理課程。起初兩年過得相當愉快，結交了一些好友，到了第 3 年，她從加州搬到紐約實習，自此開始出現奇怪的想法。她覺得當地的居民想要殺害亞洲女性，又懷疑男朋友透過她的朋友監視她[1]，於是經常致電回港向姐姐傾訴。由於不斷受到這些感覺困擾，倩瑩難以集中精神學習，最終未能通過實習試。她認為考試不及格是因為她公開了性取向而被教授針對，但後來她否認這事，又否認自己是同性戀者。

　　倩瑩逐漸懷疑身邊的人都要對她不利，甚至連最親密的姐姐都想害她[2]，開始對姐姐產生憎恨的感覺。倩瑩的記憶裏還突然出現了一些從未發生的童年片段：她覺得童年時曾被逼與父親同牀，又曾被鄰居性騷擾，媽媽和姐姐卻毫不理會；倩瑩「回憶」9 歲時，媽媽每隔幾天便帶一位醫生回家替自己打針[3]。倩瑩又一度妄想自己是韓國人，不是媽媽的親女兒。倩瑩對媽媽和姐姐的妄想愈來愈嚴重，她曾想過要將她們從地鐵月台推落路軌，又恐嚇要用刀刺死她們。她甚至有過自殺的念頭，原因是她想輪迴成為一個男人，然後把媽媽和姐姐姦殺。

　　倩瑩最終未有完成學位，便提早返港，之後情況一直反反覆覆。直至 4 年前，在朋友勸告下，倩瑩終於到醫院求醫，接受為期 6 星期的留院治療。服用抗思覺失調藥後，倩瑩對媽媽和其他人要陷害她的感覺開始減少。可惜倩瑩因為自己的情緒有改善而自行停藥，令她病發並再次萌生尋死念頭，她想過要衝出馬路了結生命，幸好她想到媽

媽和姐姐疼愛自己，讓她及時放棄自殺念頭。於是倩瑩再次自願入院接受治療，醫護人員為她調校藥物，並確保她按時服藥。倩瑩的情緒開始穩定下來，再沒有自殺的念頭。

最近一年，倩瑩開始工作，同時報讀了一個兼讀課程。倩瑩從小已對自己要求極高，這次她未能同時兼顧工作和學業，令她出現缺乏自信、感到自卑等抑鬱症症狀。於是她決定放棄工作，專注學業。初時確實感到輕鬆了，但隨着父母離異，媽媽退休，姐姐因眼疾失去工作能力，倩瑩頓然成為一家的經濟支柱，突如其來的重大壓力，又使她萌生自殺念頭。倩瑩曾把家裏的窗框拆下，想跳樓了結生命，只因想到家人仍需要自己照顧而放棄了這念頭。

雖然倩瑩現在還是容易受到身邊的事影響心情，但現在學會了向別人傾訴和求助。最近倩瑩通過了全部考試，還找到一份新工作，解決了她的經濟困難。

1. 關聯妄想 (Delusion of reference)（參 014a）
2. 被害型妄想 (Persecutory delusion)（參 013a）
3. 妄想記憶 (Delusional memory)（參 019a）

019a. 妄想記憶

根據倩瑩的母親表示，倩瑩所謂的童年回憶根本沒有其事。由此可見，倩瑩所述的童年回憶只是她的妄想記憶 (Delusional memory)。顧名思義，這些所謂的記憶只是妄想，並沒有發生過。妄想記憶出現在不少思覺失調患者身上，內容通常與一些病發前的記憶有關，並引起妄想 (Kopelman et al., 1995)。

有學者提出兩個妄想記憶的解釋。第一，由於記憶的內容與一些已存在的知識不符，所以有機會造成妄想記憶；第二，與病人對記憶的理解和敍述有關，理解和敍述愈深入，這些記憶對病人來說便愈真實。研究發現，一些有妄想記憶的病人對這種記憶的理解和感覺，比對真實的記憶更為深刻及強烈，所以無論妄想記憶的內容有多不合理，亦會被病人接受，並信以為真實 (David & Howard, 1994)。

參考資料：

Kopelman M. D., Guinan E. M., Lewis P. D. R. (1995) Delusional memory, confabulation, and frontal lobe dysfunction: a case study in De Clerambault's syndrome. *Neurocase: The Neural Basis of Cognition* 1, 71-77.

David A. S., Howard R. (1994) An experimental phenomenological approach to delusional memory in schizophrenia and late paraphrenia. *Psychological Medicine* 24, 515-524.

020: 灰暗的復康路

　　健明是家中獨子，從小母親對他照料無微不至，令他欠缺基本的自理能力。媽媽對健明有很大的期望，節衣縮食只為兒子能早日成才。可是健明對學校毫無歸屬感，他的語文能力較弱，加上經常喜歡獨自一人，在學校裏朋友不多。他修畢副學士，升上大學，開始覺得同學在背後説他的不是，又針對他[1]。但為了不讓媽媽失望，健明一直隱瞞這些感覺，盡力完成學業。

　　畢業後，健明四出尋找工作，由於成績不太理想，只找到一份刻板的辦公室助理工作。這時，健明感到自己的人際關係出現問題，認為同事故意發放錯誤信息給他，又不教他正確處理文件的方法。有時候，他覺得有人跟踪他[2]，又能洞悉他的想法[3]。健明於是辭職，整天留在家中，希望可以逃避逼害。可是，情況並沒有好轉，後來他更覺得腦部不受控地發出訊息，讓街上的人都知道他的想法。

　　於是媽媽把他送院接受治療。過了好一陣子，轉了幾次藥，健明的病情略見好轉，便出院回家。他在家期間，心灰意冷，除了睡覺便是吃飯、看電視，對其他事物失去興趣。雖然他的妄想已慢慢消失，但他慢慢變得很少説話，面無表情，對事情缺乏動力，又不注意個人衛生，一個月只會洗澡一次[4]。健明深深明白自己在浪費時間，也希望重整生活規律，做一些有意義的事，但他欠缺信心，亦不知從何做起。於是醫護人員協助健明逐步訂立和完成目標，增加他的自信心及策劃能力，重燃了他對未來的希望。

1. 關聯妄想 (Delusion of reference)（參 014a）
2. 被害型妄想 (Persecutory delusion)（參 013a）
3. 思想被知妄想 (Mindreading)：病人相信自己的思想被人知道
4. 陰性病徵 (Negative Symptom)（參 022a）

020a. 思維廣播

思維廣播是確診精神分裂的首要症狀 (First-rank symptoms of schizophrenia)。在沒有腦部結構的問題 (Organic) 或情緒病 (Mood disorder) 的情況下，病人若出現思維廣播的病徵就很大可能患上精神分裂症。

雖然思維廣播在確診精神分裂扮演着重要角色，但醫學界對思維廣播卻沒有一致的定義。討論思維廣播的定義要從其狹義說起，指病人會聽到自己的思想被大聲地說出來，於是其他人亦會聽到其思想。思維廣播的另一面是，其他人能透過一些途徑知道病人的思想。這個定義可能是最貼切的。Schneider 亦有類似的看法：思想再不是私人的，而是與其他人、整個城市，甚至全世界所分享的。

與自己思想有關的妄想總稱思想異化 (Thought alienation)：有思維廣播 (Thought Broadcasting) (Pawar & Spence, 2003)、思想植入 (Thought insertion) 及思想撤離 (Thought withdrawal)。一般情況下，個人思維自然地出於自己、屬於自己，並不需要特別證明，沒有存疑空間。這種個人與其思維的直接關係在思覺失調中受干擾，導致病人產生一些常人極難理解的病理經歷 (Frith, 1987)。一般人能分辨哪些思想是屬於自己的，但這兩種思想異化都導致病人認為自己的思想受外界直接影響，例如被別人植入一些不屬於自己的思想或抽走自己的思想。有學者提出思想異化與內部自我監察系統有關。自我監察系統指當思想在腦中形成時，會有一個副本送到負

責監察的部分，當思想到達意識時，副本令我們知道這個思想是來自自己的。而當這個系統出現錯誤，病人就會分辨不到思想的來源，引起思想異化的病徵。

參考資料：

Frith C. D. (1987) The positive and negative symptoms of schizophrenia reflect impairments in the perception and initiation of action. *Psychological Medicine*, 17, 631-648.

Pawar A.V. & Spence S.A. (2003) Defining thought broadcast. *British Journal of Psychiatry*, 183, 287-291.

021: 惡魔的命令

玉蘭 20 年前跟丈夫結婚，婚後從內地來港定居，生活美滿，育有一子一女。大約 10 年前，玉蘭開始從事珠寶行業，雖然工作壓力大又要兼顧家庭，但只有中五學歷的她，很慶幸收入穩定，因此堅持努力工作。但有一天，玉蘭辭去工作，拒絕進食，更經常在外遊蕩，曾在凌晨 3 時穿着睡衣離開住所，至翌日 8 時才回家。丈夫見情況異常，便帶玉蘭到醫院求診。

醫務人員發現玉蘭有思覺失調的病徵。原來玉蘭聽到一把「惡魔」的聲音，命令她辭去工作，把所有奢侈品棄掉。後來玉蘭還感到所有電視節目內容都與她有關，而身邊的人又經常評論她。在醫生的建議下，玉蘭決定留院治療。入院 3 星期後，玉蘭的情況有很大的進展，她再沒有感到被人評論，也不再覺得電視節目內容都與她相關。幻聽的次數也明顯減少，從無時無刻都聽到，減少到只有早上才出現。幻聽的內容也變得正面，玉蘭開始覺得那是「上帝」的聲音，因此困擾比發病時少了很多。但玉蘭並沒有因為聲音變得正面而妥協，她繼續依時服藥，積極面對藥物的副作用，期望幻聽能夠完全消失。

由於藥物產生副作用，玉蘭的體重在兩個月內增加了 10 多磅。一輪節食後，體重還沒有得到控制，於是一向不喜歡運動的玉蘭，也開始了運動的計劃。她先由做家務起，偶爾到公園散步、行樓梯，都是一些日常生活中容易做到的運動。玉蘭希望能夠找到適合她的運動，養成多做運動的習慣，維持身心健康。

021a.
思覺失調病人的行為紊亂

思覺失調的病徵一般分為陽性的病徵(Positive)及陰性(Negative)（參 022a ）的病徵。近年，有研究提出第三種病徵——思覺失調病人的行為紊亂(Disorganization)(Peralta et al., 1997; Peralta & Cuesta, 2001)。行為紊亂不屬於陽性或陰性病徵，可以在病人發病時獨立出現。行為紊亂是跟病人認知能力下降有關。思覺失調病人出現行為紊亂的情況相當普遍，主要分為兩類：

語言紊亂 (Disorganized speech)

病人在語言方面可能出現以下的紊亂情況：病人會從一個話題跳到另一個話題，而中間並沒有任何關連(Derailment)；病人回答問題時，問非所答(Tangential)；病人的語言令人無法理解(Incoherent)；病人的語言出現輕微的不完整及組織鬆散(Loose association)；病人的說話可能會出現語無倫次、缺乏內容的情況，亦可能自創一些無意義的新詞(neologism)。

行為紊亂 (Disorganized behaviour)

行為紊亂方面，病人可能出現奇怪及興奮的行為，有些病人甚至表現得易怒及暴躁。這些病人的自理能力較差，個人衞生亦會受到影響。另一些病人會出現僵直型行為(Catatonia)，他們的動作會變得極度緩慢，甚或停止不動，身體變得僵硬或者會做出奇怪的姿勢。行為紊亂有多種成因，也可能涉及其他問題或腦部問題（如情緒病，腦退化）的病徵。

參考資料：

Peralta V., Cuesta M. J., Farre C. (1997) Factor structure of symptoms in functional psychoses. *Biological Psychiatry*, 42(9), 806-815.

Peralta V., Cuesta M. J. (2001) How many and which are the psychopathological dimensions in schizophrenia? Issues influencing their ascertainment. *Schizophrenia Research*, 49, 3, 269-285.

022: 廿二世紀殺人網絡

少天 30 出頭，從事電腦科技的工作。他曾因投資失敗，導致情緒低落，又試過酗酒，曾有自殺念頭。

情緒稍有好轉後，他報讀了碩士課程。但少天開課後不久，發現同學和老師都在他背後說他壞話，還覺得自己活像電影《廿二世紀殺人網絡》[1]的男主角，被特務人員跟踪和控制思想。每當他見到穿黑色西裝或黑色大衣的人，都認定他們是跟踪他的特務，後來更覺得他們會做一些動作作為暗示，將特別訊息傳給他。少天因此變得很害怕跟其他人溝通和外出，人亦變得愈來愈孤僻，情緒漸趨低落，還出現失眠、食慾不振、失去動力和興趣，以前每星期都跟朋友參加足球比賽，現在都不想參加了。少天母親也發現兒子常常坐立不安、自言自語、木無表情，於是帶他求診。

醫生確診少天患上思覺失調，經治療後，情況漸漸好轉，沒有再覺得有特務跟踪他，也漸漸明白自己的生活跟電影沒有關係。但他仍然木無表情和缺乏動力，不想出外接觸其他人，連最愛的足球也不再有興趣[2]。一向注重外表的他，也再無心打扮。個案主任和社工曾鼓勵他嘗試其他活動，不過他都一一拒絕，他只想每天晝夜不分地睡覺。母親和他的誤會愈來愈深，他又不想理會。母親對此十分無奈，只好任由他待在家裏。

1. 《廿二世紀殺人網絡》是 1999 年一齣荷里活科幻片，內容描述主角穿插真實世界和虛擬世界之間。

2. 陰性病徵 (Negative symptoms)（參 024a）

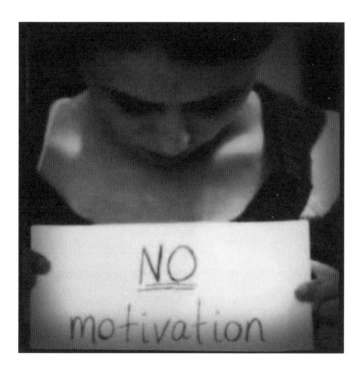

022a. 陰性病徵的表現

陰性病徵（Negative symptom）源於大腦額葉多個系統失調，並非直接由多巴胺過多引致，故抗思覺失調藥不能直接治癒陰性病徵（Crow, 1980, Okubo et al., 1997）。陰性病徵影響病人策劃、動機、動力等基本生活功能，以致病人在社交、工作、娛樂、打理家庭事務等日常生活各範疇，均可能受到持續影響。

陰性病徵是甚麼？

1. 思維貧乏 (Alogia)

主要表現為言語減少、談話內容空洞、反應時間延長等，給人腦袋空洞的感覺。

2. 情感淡漠 (Blunted affect)

情感平淡或淡漠可表現為表情的變化減少，或面部表情完全沒有變化，自主活動減少，對外界可以引起情感變化的刺激反應減少或完全沒反應，病人對於周圍的人和自己漠不關心。

3. 缺乏動力 (Avolition)

即喪失動力和主動性，可表現在多方面：如病人不修邊幅、不注意個人衞生、不能堅持正常工作或學習、缺乏精力。病人也可能處於一種隨遇而安的狀態，對自己的現在和未來沒有任何計劃和打算。如果沒有人打擾，病人可長時間不動，也可能專注於無目的而重複的動作。少數患者忽視自身狀況，甚至可能有大小便失禁的情況。

4. 社交退縮、注意力缺損 (Asociality)

主要表現為孤僻、退縮等行為問題，這些表現體現病人的情感淡薄及意志削弱，社交活動減少甚至完全停止、喪失與家人保

持親密的能力。

除上述病徵，有陰性病徵的病人還可能出現認知功能障礙。陰性病徵經常被忽略，或被病人家人和朋友誤解為慵懶的表現。

有時候，陰性病徵的出現是源於抑鬱，病者可能因而顯得缺乏動力，或不願意與人交往。藥物的副作用也會導致類似陰性病徵的出現，導致活動能力受阻。

參考資料：

Crow T. J. (1980) Positive and negative schizophrenic symptoms and the role of dopamine: II. *The British Journal of Psychiatry*, 137, 383-386.

Okubo Y., Suhara T., Suzuki K., Kobayashi K., Inoue O., Terasaki O., Someya Y., Sassa T., Sudo Y., Matsushima E., Iyo M., Tateno Y. & Toru M. (1997) Decreased prefrontal dopamine D1 receptors in schizophrenia revealed by PET. Nature, 385, 634-636

023: 只想躲在家裏

　　阿海 40 歲，任職搬運工人，經常跟朋友到深圳消遣，夜夜笙歌。兩年前，阿海變成另一個人似的，經常留在家中，不肯上班，又不再跟朋友外出消遣。家人只是以為阿海打算修心養性，休息一下再工作，豈料阿海在家中一待便是兩個月。有一天，他告訴媽媽他聽到有聲音跟他說話，但周圍都沒有人[1]，又說要吃老鼠藥自殺，時不時大吵大鬧。原來阿海聽到有一個聲音批評他一生一事無成。家人拿他沒辦法，只好送他入院。經診治後，阿海的幻聽消失了，情緒亦平伏了，可以出院休息。

　　回家後，阿海對所有事物都失去興趣，只想留在家裏，不再與朋友聯絡；即使是家庭聚會，阿海亦甚少出席。出院後，阿海一直待業，沒有經濟收入，家人替他申請綜援，但阿海從不關心這些，所有錢都交由媽媽處理。阿海每天都會睡到中午，食過飯後便又再倒頭大睡。

　　醫生知道阿海的情況後，建議他到日間醫院參加職業治療服務。阿海在醫生多番催促下，勉為其難地參加了。他每天九時到日間醫院報到，擔任簡單清潔工作，直到五時回家休息。雖然阿海在日間醫院已工作半年，但他表現得並不投入，又拒絕參加工作訓練，只想盡快躲回家。

　　阿海受到各方游說，才找到一份侍應的工作，但同樣表現得不投入，一個月後就辭職不幹了，連辭職的原因都說不出來，只是不想工

作。後來，他整天待在家裏，連日間醫院都不去了，又再過着睡飽就吃，吃飽又睡的生活。阿海說現在沒有任何一件事會引起自己關注，亦不想對生活現況作出改變，令阿海的母親十分擔心。

1. 幻聽 (Auditory hallucination)（參 005a、007a、008a、011a）

023a. 陰性病徵的成因、治療

陰性病徵令病人面對日常生活的能力下降，對生活造成影響，一些病人因社交退縮而不被發現，延長了未治期。陰性病徵可以較陽性病徵更早出現，但由於不像陽性病徵般明顯，很多時候會被家人看成性格問題等個人因素而加以責備，增加病人心理壓力，有礙康復。一項研究首發性思覺失調的報告指出，病發後病人的腦部萎縮（Pantelis et al., 2003）與陰性病徵的嚴重程度有關。陰性病徵可以分為原發性（Primary）和繼發性（Secondary）兩種。原發性陰性病徵是治癒思覺失調的一大障礙，由於不能單靠藥物治理，需要較長時間才有進展。病人因額葉功能減退而出現陰性病徵（Cahn et al., 2006），他們無法連繫目標及成功後的滿足感，因而產生不了動力。近年，介入服務透過「生命教練」（Life coach）方式，幫助病人將人生目標整理為可行的一個個小目標，再一步一步進行實踐，幫助病人克服因策劃成功感減弱而未能激發動機的困難。

繼發性病徵是指基於其他原因而出現的陰性病徵，這些原因包括陽性病徵、抑鬱、錐外體副作用（Extra-pyramidal side effect，參 048a），如肌肉僵硬等。如果是繼發性的陰性病徵，針對處理其誘發原因，例如處方相關藥物，通常有助改善陰性病徵（Silver et al., 2000）。

參考資料：

Cahn W., Van Haren N. E. M., Pol H. E., Hulshoff et al.(2006) Brain volume changes in the first year of illness and 5-year outcome of schizophrenia. *British Journal of Psychiatry*, 189, 381-382.

Pantelis C., Velakoulis D., McGorry P. D., Wood S. J., Suckling J., Phillips L. J., Yung A. R., Bullmore E. T., Brewer W., Soulsby B., Desmond P., McGuire P. K. (2003) Neuroanatomical abnormalities before and after onset of psychosis: a cross-sectional and longitudinal MRI comparison. *The Lancet*, 361, 9354, 281- 288.

Silver H., Barash I., Aharon N., Kaplan A., Poyurovsky M. (2000) Fluvoxamine augmentation of antipsychotics improves negative symptoms in psychotic chronic schizophrenic patients: a placebo-controlled study. *International Clinical Psychopharmacology*, 15, 5.

024: 失去了能力

阿文是一位 30 多歲的單身男士，與家人同住。大學畢業後，他曾任職多間公司的行政要員，頗為能幹。但好景不常，兩年前阿文因公司倒閉而失業。此後，他每天都留在家中，不斷在網上找工作，雖然偶然有面試機會，但每次都落空而回。他已經失業近兩年了，差不多花光積蓄，心裏愈來愈着急。

有一天，阿文在家中如常地找工作，忽然看見一抹黑影飄過[1]，又聽到有一個聲音，説他正在找工作。阿文對聲音感到疑惑，但仍如常生活。漸漸，阿文相信他找不到工作跟這個黑影有關，黑影説他的壞話[2]，以致沒有公司聘用他。最近，阿文的精神狀態變差，他相信家人也有份害他，在食物中下毒，要殺死他。阿文很害怕，又不知如何求助，只好將自己鎖在房間內，拒絕進食。家人苦無對策，只好報警求助。阿文最終被送進醫院。

原來那是思覺失調的病徵。阿文在醫院接受治療近兩個月，出院後，他定時覆診及服藥，病徵消失了。但患病後，阿文的腦筋變得遲緩，從前 15 分鐘可以完成的工作，現在要花上一小時，專注力變得很差。媽媽每次都陪伴阿文覆診，眼見兒子的思覺失調病徵雖然消失了，但患病後又好像變成了另一個人，有時，她不禁背着兒子飲泣。

阿文病情穩定後，很想找到工作，自力更生。他嘗試了幾份工作，都因為他工作緩慢或無法集中精神，上班數天後就辭職了。他偶然會

接到一些派傳單的工作，賺取微薄的酬勞。樂觀的阿文並不因此而氣餒，他積極參與義工服務及社區活動，又做運動，希望改善自己的情況。

1. 幻覺 (Hallucination)（參 006a）
2. 被害型妄想 (Persecutory delusion)（參 013a）

024a. 認知功能

思覺失調病人除了受到病徵的困擾外，大部分病人的認知功能都會下降 (Galderisi et al., 2009)，如專注力 (Attention)、認憶力 (Memory)、執行功能 (Execution function) 及反應速度 (Psycho-motor speed)，都會受到不同程度的損害。這些認知功能的下降會出現在思覺失調病發前，並且在病發後持續發生。病人的認知功能受損，會影響他們的社交發展，妨礙他們重投社會工作。

受損的認知功能會慢慢復原，亦可透過認知重建 (Cognitive remediation) 得到改善。認知重建可以個人或小組形式進行，針對不同的認知功能進行訓練，如改善執行功能，包括認知靈活性 (Cognitive flexibility)、操作記憶 (Working memory) 及計劃能力 (Planning)。其他改善認知功用的方法包括調節藥物的劑量或做帶氧運動等。

除了疾病的影響外，抗思覺失調藥的副作用亦可能進一步削弱病人的認知功能。部分抗思覺失調藥會誘發因抗膽鹼 (Anticholinergic) 失調而引起的副作用，令病人的認憶力下降 (Lieberman, 2004)。含有抗膽鹼的藥物有時會用於減低因藥物而引致的稱作錐體外徑路症候群 (Extrapyramidal symptoms) 的副作用。處理抗膽鹼副作用的方法很簡單，就是調低藥物的劑量，或轉換另一種抗思覺失調藥。

參考資料：

Galderisi S., Davidson M., Kahn R. S., Mucci A., Boter H., Gheorghe M. D., Rybakowski J. K., Libiger J., Dollfus S., Lopez-Ibor J., Peuskens J., Hranov L. & Fleischhacker W. (2009) Correlates of cognitive impairment in first episode schizophrenia: The EUFEST study. *Schizophrenia Research*, 115, 104-114.

Lieberman J. A. (2004) Managing anticholinergic side effects. *The Primary Care Companion to the Journal of Clinical Psychiatry, 6(supp 2)*, 20-23.

第二章：病因

025: 妳是個寡婦

小娟的媽媽患有思覺失調，她從小看着媽媽經常不回家、爸爸要四處找媽媽回來的情況。小娟 12 歲時，雙親離婚，媽媽被安排到院舍居住。自此小娟由爸爸撫養，他數年後再婚，組織另一個家庭。小娟自少就缺乏媽媽照顧，心靈渴望得到關愛。17 歲時，小娟認識了第一個男朋友，她以為找到真愛了。

有一天，小娟發現自己懷孕了。爸爸知道後很憤怒，把她趕出家門。小娟無家可歸，唯一的依靠就是男朋友，於是毅然輟學並結婚，婚後與丈夫和奶奶同住。不久，小娟生下一個兒子。婚後生活並未如小娟想像般美滿，丈夫把工資全花在毒品上，給小娟的錢僅夠糊口。丈夫脾氣暴躁，心情不好時就對小娟拳打腳踢。奶奶亦不喜歡小娟，不時罵她，又勸兒子拋妻另娶。

小娟尋找法律援助，申請離婚，並取得兒子的撫養權。離婚後，小娟跟兒子搬到公屋居住，申請了綜援，又參加了鄰近的教會，認識了一班朋友。生活雖然清苦，但總算安定下來。

一天，小娟忽然聽到一把聲音跟她說：「我要殺掉妳兩個女兒」、「妳是個寡婦」、「妳十分沒用」。小娟眼見周圍都沒有人，不知是誰跟她說話[1]。小娟不知道這些是幻聽，她試過怒罵和躲在被窩裏，可是幻聽從沒有停止。小娟感到頭昏腦脹，又害怕，又無助。她把事情向教會的朋友傾訴，朋友覺得她的經歷很不尋常，建議她去看醫生。

於是小娟到醫院求助，得到藥物治療，幻聽逐漸消失，人也變得精神，留醫 3 個星期後，已經能夠出院了。

　　由於小娟的兒子年紀尚小，前夫又不願意幫忙照顧，小娟留院期間，兒子被送到寄養家庭。出院後，小娟忙於探望兒子，又積極參與教會活動，生活安定而充實。數個月後，已把兒子接回家。小娟這時很想念家人，有一天，她鼓起勇氣，帶着兒子去探望爸爸。爸爸見女兒帶着孫兒回來，又知道她這幾年過得不容易，不禁流下淚來，多年的嫌隙都消失了。自此以後，小娟常常探望爸爸，父女的感情更勝從前。

1. 幻聽 (Auditory hallucination)（參 005a、007a、008a、011a）

025a. 遺傳因素

遺傳(Gejman et al., 2010)是引致思覺失調的其中一個因素。普通人一生中患上思覺失調的機會大概少於1%，但如果父母曾患上思覺失調，子女患上思覺失調的比率可高達10%(Bleuler, 1974)。很多研究發現，一對基因(DNA)完全相同的孿生兒，若其中一人患病，另一人發病的機會率是40%至50%。從另一角度看，親人患病導致病發的機會率雖然高，但並非百分百的人會發病，這意味導致思覺失調的成因除了遺傳（參028a）外，還有其他環境因素。

不愉快的經歷如童年受虐、移民等，往往令人承受精神壓力，此外，濫用藥物也會毒害腦袋，這些因素都可導致思覺失調。遺傳因素會使得腦部相對脆弱，在面對產生思覺失調的外部成因時，不足以負荷，思覺失調徵狀便會逐漸產生。

臨牀常用的理念中，有「壓力—脆弱」模型(Stress-vulnerability model) (Zubin & Spring, 1977)，遠因如遺傳因子、早期發育問題令腦部進入脆弱狀態，近因如壓力（心理或生理）誘發病情，兩者互相作用便會導致病發。非脆弱類型的人面對同樣壓力，並不會導致病發，輕微的脆弱亦不會在無外來壓力下導致病發。

思覺失調的成因

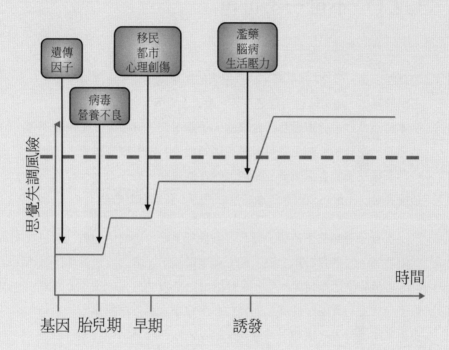

參考資料：

Bleuler M. (1974) The offspring of schizophrenics. *Schizophrenia Bulletin*, 1, 93-107.

Gejman P. V., Sanders A. R. & Duan J. (2010). The role of genetics in the etiology of schizophrenia. *Psychiatric Clinics of North America*. 33, 35-66.

Zubin, J., Spring, B. (1977.) Vulnerability- New View of Schizophrenia. *Journal of Abnormal Psychology*, 2, 103-126.

026: 不可一不可再

子健今年 26 歲，從小性格樂觀，即使遇到不快事，跟朋友訴訴苦就能忘記。但 20 歲那年，他跟家人的關係開始轉差。子健爸爸是一名病態賭徒，每次賭注少則幾百元，動輒上千元。爸爸多年沒有工作，賭本竟然是從子健媽媽那裏偷來的。子健每天下班回家，父親就不停地罵他，脫鞋子、洗澡都可以是被罵的理由。當子健想睡覺，父親又特意將電視機的音量調高，令他很晚才能入睡。有一次，子健忍不住頂撞父親的咒罵，父親竟走進廚房拿菜刀，威嚇着要斬他。

從此子健每天下班後，就只好到網吧上網、玩網絡遊戲，累了就在網吧睡，睡到翌日再上班。網吧環境嘈吵，子健的睡眠質素固然不好。這樣的生活維持了半年，子健因此上班沒精打采，工作上經常出亂子，給上司責備。他脾氣亦變得愈來愈壞，經常跟同事發生爭執，更與女朋友分手。這時子健還誤交損友，他們經常結伴流連夜店，又給子健服食 K 仔[1]。當時子健只想借此來舒緩一下情緒，填補心靈空虛，起初他還以為自己有能力控制，但後來他發覺這幼稚的想法大錯特錯。

其後子健的性情變得更暴躁，經常為小事跟同事吵架，令關係惡劣。但當時他還不覺得自己出了問題，總認為是別人針對他，都在說他壞話。最後他索性連工作都辭掉，也不敢見朋友。後來，他發現自己開始害怕其他人，每次上街都覺得途人望着自己，或在説他壞話。

　　為逃避別人的目光和敵意，子健每天只敢躲在家裏，對着家中四面牆生活，轉眼間就躲了 4 年。這 4 年間度日如年，但他又想不到解決的辦法，開始產生自殺的念頭，割脈、跳樓，甚麼方法都想過。但每次當他萌生死念，心裏總有一個原因讓他冷靜下來，那就是他媽媽。

　　雖然子健曾告訴媽媽懷疑自己患上思覺失調，但是媽媽總說是子健想多了。媽媽認為情緒波動大、有暴力傾向才算患上思覺失調。她對思覺失調的誤解，導致子健延遲了求醫。有一天，子健的哥哥因思覺失調入院，母親哭着跟子健說，希望他重新投入社會，不要再封閉自己。

　　子健於是開始嘗試找工作，但總是沒有一份能做得長久的工作，一年間輾轉換了十多份工。他每次辭工，都是因為覺得上司、同事針對他或在背後談論他。他情緒日漸消沉，朋友鼓勵他找社工傾談，社工轉介他去求診並接受治療。媽媽擔心精神科藥物會帶來副作用，子健便從網上搜尋這些藥物的資料，得悉藥物的詳情後，他竟對精神科藥物卻步，甚至沒有再回去覆診。後來在個案主任鼓勵下，子健恢復定時服藥和覆診。他的病情開始好轉，外出時不再那麼怕人，可以隨心所欲去任何地方。他明白到藥物有助穩定病情，也明白到自己心態的重要，醫生不過是幫助病人面對精神病的橋樑，肯不肯跨過這道橋，還是要靠自己。

1.　氯胺酮 (Ketamine)；濫藥（參 026a、027a）

026a. 思覺失調與濫藥

濫藥與思覺失調的關係頗為密切而複雜。外國有研究指出,高達 45% 的首發性思覺失調病人同時濫用藥物 (Mazzoncini et al., 2010),在香港,思覺失調病人濫藥的比率最少有 10-15%。

濫藥的思覺失調病人會出現較差的社交適應及急性思覺失調病發。濫藥和思覺失調同時出現的成因各異,有些病人先患上思覺失調,受到病徵困擾,於是藉濫用藥物來舒緩;有些病人先有濫藥的習慣,繼而引發思覺失調的病徵。由於兩者的關係複雜,必須釐清濫藥對病人的作用及影響,才可以幫助病者遠離濫藥的習慣。

我們需要仔細釐清濫藥如何引發思覺失調。濫藥導致的思覺失調 (Drug-induced psychosis) 指攝取毒品後出現思覺失調病徵,而病徵會在停止攝取毒品一至四星期內消失。不是所有濫藥的人都會併發思覺失調,但大量研究指出,濫藥是思覺失調病發的高危因素 (High risk factor),部分病人的病徵會在停止濫藥後持續。濫用大麻及其他毒品,會將思覺失調病發年齡推前 2-3 年 (Caton et al., 2007)。首發性思覺失調病人在停止濫藥後,會達到較佳的治療效果,包括病徵消失及減少復發等。

濫用的藥物種類繁多,而近年較普遍的有俗稱「K仔」的氯安酮 (Ketamine)。氯安酮是一種很危險的精神科藥物,屬於非鴉片系麻醉科藥物。當氯安酮到達大腦時,它會阻擋一種叫 NMDA 的神經接收器,它本來負責接收谷氨酸 (Glutamate)(腦神經器質)。大腦中有另一組同樣

接收谷氨酸的接收器 AMPA，當 NMDA 被阻擋的時候，AMPA 會比平時接收更多谷氨酸訊號。有研究提出 AMPA 收到訊號，令致神經細胞變得活躍，可能會提高腦前顳 (Prefrontal Cortex) 的多巴胺釋放水平。這可能是服用氯安酮後會產生思覺失調病徵的原因 (Jedema et al., 1996)。

研究顯示，一份低劑量 (Subanesthetic dose) 的氯安酮足以令一個健康的人產生類似思覺失調的病徵，如幻覺、思想紊亂、情感冷淡及影響認知功能。而思覺失調病人吸食氯安酮後，部分病人原有的思覺失調病徵會加劇，有些病人的病徵會延後發生或持續較久。可見濫藥與思覺失調的關係密切，濫藥會令思覺失調惡化，增加復發機會、影響病人情緒和功能康復，甚至增加自殺及暴力事故的風險，故遠離毒品是預防思覺失調的重要一步。

參考資料：

Mazzoncini R., Donoghue K., Hart J., Morgan C., Doody G. A., Dazzan P., Jones P. B., Morgan K., Murray R. M. & Fearon P. (2010) Illicit substance use and its correlates in first episode psychosis. *Acta Psychiatrica Scandinavica*, 121, 351-358.

Caton C. L. M., Hasin D. S., Shrout P. E., Drake R. E., Dominguez B., First M. B. & Samet S.(2007) Stability of early-phase primary psychotic disorders with concurrent substance use and substance-induced psychosis. *British Journal of Psychiatry*, 190, 105-111.

Jedema H. P., Moghaddam B. (1996) Characterization of excitatory amino acid modulation of dopamine release in the prefrontal cortex of conscious rats. *Journal of Neurochemistry* 66:1448-1453.

027: 愛靚唔愛命

38 歲的卓凝有個 7 歲的兒子，她體重 125 磅，以 BMI[1] 的方法計算，這重量屬於正常。但她的理想體重是 100 磅，儘管這個磅數對她來說並不健康。她認為「年輕時要有美好的身段來找丈夫；年紀大了，便要保持美態來抓住男人的心。我又怎能鬆懈呢？」原來丈夫和他的家人在卓凝生育後，對她的體態曾有微言，她因而急於減肥。可是她對運動缺乏恆心，嘗試了其他節食方法都徒勞無功。

後來，她從朋友口中得知某西醫幫助病人減肥非常成功，於是便想試試看。到了診所，看見人頭湧湧，卓凝認為這證明醫生可靠。登記後，她與其他幾位女士被邀進入醫生房，被醫生問到病情時，她們都不約而同表示要減肥。接着，護士便帶她們到外面藥房等候，整個過程不超過半小時。

卓凝回家後，按醫生處方服藥，一個月後便減掉 10 磅，效果顯著，她更介紹妹妹向那醫生求診。為了避免體重反彈，卓凝會定期覆診。如是者，便服了 5 年藥。漸漸，卓凝聽到鄰居在談論她，說她做家務時「隨隨便便」，是個不稱職的家庭主婦。一年後卓凝的情況變得嚴重，即使在家中她也覺得被監視[2]，並聽到鄰居的批評[3]，有時更會聽到鄰居叫她自殺[4]。卓凝情緒接近崩潰，根本無法照顧家庭。丈夫見卓凝受妄想和幻聽困擾，便帶她到急症室求診。主診醫生分析，卓凝很大可能是因長期服用含有西布曲明[5]的減肥藥而誘發思覺失調。

　　卓凝知道後非常後悔，覺得為了減肥得不償失。雖然她仍然很想減肥，但再也不敢依賴藥物。可惜的是，她妹妹沒有以姐姐的經歷為鑒，仍然堅持服藥減肥。醫護人員要改變病人愛美的心態實在非常困難，讓病人及早知道服藥帶來的副作用，並提供其他減肥方法，應能減少因服用減肥藥而導致思覺失調的情況出現。

1. 身體質量指數 (Body Mass Index) 的簡稱，是根據個人的身高和體重比例，衡量成年人是否肥胖的指標，是國際認可的標準。
2. 被害型妄想 (Persecutory delusion)（參 013a）
3. 幻聽 (Auditory hallucination)（參 005a、007a、008a、011a）
4. 命令型幻聽 (Command hallucination)（參 008a）
5. 西布曲明 (Sibutramine) 可以導致嚴重心血管疾病，增加冠心病、中風、血壓不穩、心律不正等風險。另有報告顯示，一些心理及精神徵狀與使用西布曲明有關，包括：產生焦慮、抑鬱、緊張、躁狂、情緒波動、思覺失調及產生自殺念頭等。

027a. 減肥與思覺失調

一般來說，減肥藥物有兩大類，一類是透過影響大腦運作調節食慾，另一類作用與腦部無關。影響腦部的減肥藥可能影響神經介質 (Neurotransmitter)，有可能引起思覺失調病徵。卓凝所服用的西布曲明 (Sibutramine) 屬於前者，化學結構與安非他命相似，因此容易誘發思覺失調。

藥物誘發的思覺失調 (Substance-induced psychosis) (Rosenbohm & Connemann, 2007) 主要指服用藥物後所產生的思覺失調病徵，例如出現幻覺。有機會誘發思覺失調的化學物質除了西布曲明，還有甲基安非他命（Methamphetamine，俗稱「冰」）、大麻、迷幻劑、氯安酮（Ketamine，俗稱「K仔」）、可卡因和咳藥水。

參考資料：

Rosenbohm A., Bux C. J., Connemann B. J. (2007) Psychosis with Sibutramine. *Journal of Clinical Psychopharmacology*, 27, 3, 315-317.

028: 對抗宿命

志光 40 多歲，病發前任職財務分析員。志光的兩個哥哥都患有精神分裂。

志光的童年並不愉快，父親沉迷賭博，曾以菜刀恐嚇他，哥哥亦不時用金屬棍子打他以作發洩。在學期間，志光因為沉默寡言而被同學欺凌。中五畢業後，志光於一間製衣公司工作了 9 年，工作之餘進修商學文憑。兩年前，他更考獲金融及經濟學士學位。

一年前，志光開始對同事產生疑心，認為他們把他的個人資料放在社交網頁公開，以破壞他的名聲，並覺得他們在背後取笑他及説他壞話[1]，目的是逼使他辭職。志光的情況愈來愈嚴重，他在家中也覺得被監視，電話被竊聽[2]，甚至出現幻聽[3]，聽到有聲音叫他的名字及責罵他。

志光情緒變得低落，想到兩位哥哥亦有思覺失調，他認為自己的病是由遺傳引致，所以自己根本無力改變。他一度想要跳樓自殺，幸好最終想到他疼愛的太太，才放棄自殺的念頭，並到醫院求助。

經過太太的悉心照顧和支持，並依時服藥，志光在這幾個月病情已穩定下來，被害的感覺和幻聽已不再出現。志光積極參與職業治療，希望盡快投入工作。最近，他更與太太計劃出國旅遊，輕鬆一下。

1. 關連妄想 (Delusion of reference)（參 014a）
2. 同註 1
3. 幻聽 (Auditory hallucination)（參 005a、007a、008a、011a）

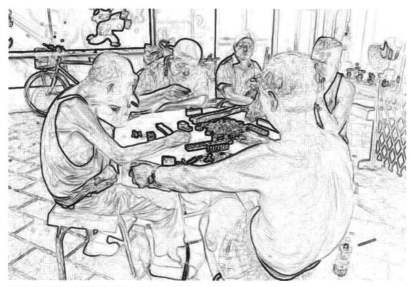

父親沉迷賭博，往往對孩子的成長有負面影響。

028a. 基因與環境因素

思覺失調是會受遺傳因素影響而導致病發，而精神分裂症是思覺失調的其中一種。研究指出，父母患有精神分裂症，子女患精神分裂症的機會率大約是 10%，如兄弟姊妹或子女患有精神分裂症，發病的機會率則分別約為 9% 和 10%，同卵雙胞胎的機會率則高達 50%。

近來，愈來愈多學者開始研究基因遺傳和環境因素與思覺失調的關係。有研究指出不同的地域、時間、種族都會影響精神分裂症的發病率（Van Os et al., 2008），這說明了環境因素可增加患精神分裂症的風險。每個人對這些環境因素的反應都不同，因而病發的機率亦有個體差異。

有學者（Morgan & Fisher, 2007）指出，童年的心理創傷和日後發展不同的精神病有密切的關係。有研究發現思覺失調病人較大機會有創傷性的童年經歷，這些經歷包括：身體上的虐待、性虐待、情感虐待和忽視。根據英國的一項調查，童年時曾遭性虐待的人患上思覺失調的機會率約為 11%，遭身體虐待的則約 24%。甚至有學者提出，不同形式的虐待會發展特定的精神病，例如：遭身體虐待較大機會發展成邊緣性人格障礙和反社會人格障礙；而性虐待則較大機會發展成抑鬱症或焦慮症，但當然這些精神病亦同樣有遺傳因素。雖然目前仍然未有研究發現哪一種童年創傷與思覺失調的關係比較密切，但童年創傷會引致長期的痛苦和憂傷，對一個人可能影響深遠（參030a）。

參考資料：

Morgan C. & Fisher H. (2007) Environmental factors in schizophrenia: Childhood trauma - a critical review. *Schizophrenia Bulletin* 33, 3-10.

Van Os J., Rutten B. P. F. & Poulton R. (2008) Gene-environment interactions in schizophrenia: Review of epidemiological findings and future directions. *Schizophrenia Bulletin* 34, 1066-1082.

029: 忠實讀者

淑芳在內地農村長大，在村內是公認的可人兒。樂觀好動的她，跟一家上下都相處融洽。後來經親戚介紹，認識現任港人丈夫，婚後育有一女。不久，淑芳便跟隨丈夫搬到香港居住。起初淑芳滿心歡喜，希望在香港展開人生新的一頁，但因為香港跟內地的生活節奏和文化差異，來港幾年後，淑芳都未能結交到知心好友，加上她跟夫家親戚的關係未如理想，更感孤單，情緒開始低落。

這時，淑芳的丈夫失業，變得脾氣暴躁。兩夫婦經常為家庭的財政爭吵，家無寧日。有時，當丈夫心情欠佳，更會拿淑芳和女兒來出氣。

淑芳把所有鬱結都藏在心裏，抵受不住時，便獨自在家中哭泣。後來，淑芳發現報紙上有位專欄作家邀請讀者來信，並為讀者提供意見。哭訴無門的淑芳於是去信，把內心感受一一抒發。那位專欄作家一星期後便在報章中回應淑芳的來信，對她加以安慰。之後，淑芳逐漸覺得街上的陌生人對自己的內心世界瞭如指掌[1]，相信家裏裝有攝錄機，監視她的一舉一動[2]，她為此十分驚恐。淑芳飽受失眠的困擾，連照顧女兒的起居飲食都變得困難，於是淑芳自行求醫。服藥後，淑芳的病情改善不少，雖然對自己的私隱仍有所憂慮，但尚可恢復正常生活。

1. 思想被知妄想（Mindreading）：病人相信自己的思想被人知道
2. 被害型妄想 (Persecutory delusion)（參 013a）

029a. 移民與思覺失調

在上世紀 60 年代，大量移民由加勒比海進入歐洲。研究發現新移民人口的思覺失調發病率高於非移民人群，新移民第一代和第二代的病發率同樣提高了 (Kirkbride et al, 2012)。這現象引起了學者的廣泛興趣，因為它提示了思覺失調的成因，除了遺傳外，亦可能包含社會性因素。病發的時間通常在移民後多年，反映移民過程並非是導致思覺失調的直接誘因。

倫敦是一個多元種族文化匯聚的國際都會，調查發現思覺失調病發率跟移民種族所佔該區的居民比率有關。移民種族愈是少數，患病風險愈大。導致病發的主要壓力可能源於新環境、有限的社交網絡和社會標籤效應。而他們通常在發病較長一段日子後，才尋求專業人士的幫助，使疾病未能獲及時處理 (Takei et al, 1998)。

一個關於移民年齡的研究 (Graae & Selten, 2005) 發現，在兒童階段經歷移民的人，長大後患上思覺失調的風險最高。這項研究在荷蘭進行，3 歲以下經歷移民的人，比年齡為 10-14 歲才移民的人，患病風險高出兩倍，比成年後移民更高出 3 倍。研究人員指出，導致患病風險增加的原因有很多，社會與文化差異可能是一個重要的因素。

外國針對移民因素的研究裏，移民家鄉跟新定居地的距離較遠，文化語言差異較大，同時有膚色不同的情況，這些因素不完全適用於從中國大陸移居香港

的個案。來自內地的新移民是現時香港主要的人口增長來源，大部分是來港與家人團聚的已婚婦女。雖然他們到港後沒有成為少數民族，但是文化上（語言、文字、生活環境、生活習慣）仍需要一定適應。社會上的歧視、生活環境欠佳、收入較低，這些都對新移民的適應構成壓力。人際關係方面，他們離鄉別井，朋友不多，容易造成社交薄弱，而無足夠的心理上的支持。在淑芳的例子中，她是哭訴無門才寫信到專欄，間接誘發病徵。

參考資料：

Graae C., Selten(2005) Schizophrenia and migration: a meta-analysis and review. *American Journal of Psychiatry*, 162:12-24.

Kirkbride J. B., Errazuriz A., Croudace T. J., Morgan C., Jackson D., Boydell J., Murray R. M., Jones P. B. Incidence of Schizophrenia and Other Psychoses in England, 1950-2009: A Systematic Review and Meta-Analyses. PLoS One. 2012;7(3):e31660. doi: 10.1371/journal.pone.0031660. Epub 2012 Mar 22. Review.

Takei N., Persaud R., Woodruff P., *et al* (1998) First episodes of psychosis in Afro-Caribbean and White people. An 18-year follow-up population-based study. *British Journal of Psychiatry*, 172, 147-153.

030: 來自另一個世界

阿鑫有 3 個哥哥和 1 個姐姐，家中排行最小，與家人關係疏離。阿鑫中一便輟學，曾任運輸工人、司機和地盤工人。十多年前，阿鑫經朋友介紹與內地太太結婚，育有一子一女，十年前太太與子女從內地移居香港。約 1 年前，阿鑫的太太因阿鑫賭博及欠債問題，向他提出離婚，子女則跟太太同住。於是阿鑫申請破產，之後一直獨居。

約入院前半年，阿鑫覺得有人要在他家的水源下毒害他[1]，於是不敢回家，曾一整晚睡在公園。他聽到有不同男女的聲音跟他說話[2]，聲音說有人要用紅外線攻擊他，令他感到胸口不適。他又感到思想及行為被人控制[3]，相信有人在他家裏安裝了監視系統，所以他常擔心太太及子女會被人陷害。朋友和家人都觀察到阿鑫自言自語。他入院前數週，在街上覺得被跟踪和監視[4]。精神狀態在入院前一週變差，連續數晚不能入睡，並看見紅外線射穿他的身體[5]。所以他鑿穿家裏的牆，試圖找出監視器，最後他的兄姊得悉他的情況，把他送進醫院。

阿鑫住院約兩個月，出院後他偶然會拒絕覆診，因為他不認為自己有需要接受治療。無論致電或家訪都未能與阿鑫接觸。後來，阿鑫被朋友勸服，與社工聯絡後再約見精神科醫生。在門診部再見阿鑫時，他只說自己遺失了錢包及其他隨身物品，不願多說背後的原因，顯得心情有點煩躁，但情緒尚算穩定。

後來阿鑫才願意透露之前發生的事。他說能聽到另一個世界的人

發出的聲音，說阿鑫是「很先進地方的超能人」，不需要依靠通訊設備與別人溝通，所以他把手提電話丟掉。聲音又告訴他有其他超能人要用電追殺他，所以要把金屬物品丟掉，於是他扔掉了銀包、皮帶、鞋、錢、家中的電器等。後來，聲音告訴他，他可以飛，幸好他不相信，找了朋友幫忙。

　　思覺失調症狀活躍時，患者所經歷的幻覺都十分真實，所以阿鑫待接受治療後，思想才漸漸清晰過來，幻聽亦隨之消失，並且感覺自己康復了。阿鑫終於明白服藥並定期與醫護人員保持聯絡，都有助他保持思覺健康，所以自此之後，他一直按時服藥，依期覆診。現在阿鑫有穩定的工作和生活，雖然偶然仍不能分辨聲音是幻聽還是真實，但他都能集中精神工作，應付日常的生活，並給太太支付贍養費。

1.　被害型妄想 (Persecutory delusion)（參 013a）
2.　幻聽 (Auditory hallucination)（參 005a、007a、008a、011a）
3.　被控制妄想 (Delusion of control)（參 045a）
4.　同註 1
5.　幻覺 (Hallucination)（參 006a）

030a.
人生事件引致病發的疑問

普羅大眾一般認為巨大的壓力可引致精神問題，而重要的人生事件 (Life event) 可直接導致思覺失調的病發，因為表面看來，很多人病發前都曾經歷人生事件。這種因不如意事引致病發的想法十分普遍，戲劇中相類的情節也比比皆是。這種流行的想法會影響大眾如何看待這疾病，並影響病人及家人在病發後尋求協助的行為。當病人被問及病發前所發生的事時，他們通常都會提及自己遇上不如意的事情。但這是否表示兩者有直接關係呢？

病發後，病人及家人都會盡力去整理、解釋為何會患病。可能有一些事件在病發前並不覺得重要，但在回溯病因的過程中被描述成一種解釋，回溯時可能出現偏差 (Retrospective bias)，摻雜了不準確的資料；亦受回憶時的感受影響，忽略了其他較不明顯的變化，例如：病人容易只留意到明顯的事件如失業等等，忽略了如認知能力衰退、情緒變化等因素。因此單靠病人及家人回憶，並不足以證明人生事件與發病有直接的因果關係。

另外，思覺失調發展的過程通常包括很長的醞釀期（參002a），即是在病徵明顯出現前幾年，病人已經開始出現轉變，如情緒上、性格上、功能上、認知能力等各方面。有研究指出，在醞釀期的變化發展緩慢，並不是在一段短時間內突然出現 (Häfner and Maurer, 2006)。阿鑫在病發前有財務及婚姻的問題，當分析個案時，需要判斷這些人生事件屬於病因，或是因醞釀期

（參 002a）的變化而形成的結果。有時人生事件與醞釀期只是偶然地隨着病情的發展在相近時間出現，兩者未必有因果關係。

如果相信病發只是單純因為人生事件、壓力，會令病人認為只要不再經歷壓力就不會病發，而忽略其他致病的因素，例如遺傳等。抱持這種想法的病人，會容易認為自己已經完全康復，因而停止接受治療，導致復發。

思覺失調的發病過程

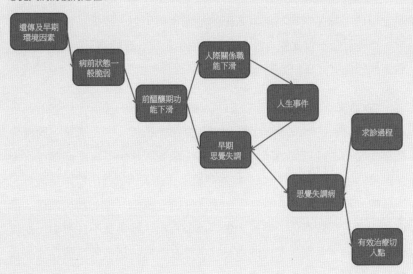

參考資料：

Häfner H; Maurer K. (2006) Early detection of schizophrenia: current evidence and future perspectives. *World psychiatry* 5(3):130-8.

031: 秘密聲音

家頤與父母同住，與妹妹感情很好。她自小用功讀書，喜歡逛書局，性格較內向。自 14 歲開始，經常聽到一些聲音對她説話，內容都是鼓勵她的，例如：讚家頤有讀書天份，且天資聰敏，只要努力不懈便可成功。每次考試家頤都十分緊張，但當聲音出現時，她又重拾信心，勇往直前。這個小小的秘密，她多年來一直放在內心深處，沒有告訴任何人。

家頤多年來學業成績優異，後來更考上大學，以一級榮譽取得雙學士學位。家頤有志為培育未來的社會棟樑出力，故畢業後投身教育界。她疼愛每一位學生，盡心盡力為學生設想，課餘時又替他們補習，希望他們能好好應付公開考試。

2009 年，教育局進行三三四教育改革[1]，老師因而忙於修改課程內容，撰寫新的考試卷等，這轉變為家頤帶來龐大的工作量，同時造成很大壓力，她感到力不從心。這時，家頤開始覺得有些同事在背後説她壞話，又故意作弄她[2]。她覺得街上的途人用異樣的眼神望着她，模仿她，甚至刻意碰撞她[3]。自小聽到的那個聲音，開始説負面話，不停批評她工作效率低，嘲笑她做事錯漏百出。她承受不住壓力，便請假在家休息。但電視節目的內容好像是在跟她説話，收音機亦播放着她心裏的想法。她大受困擾，不分日夜的躲在房裏痛哭。一晚，她突然衝出家門説要回學校工作，父親見她情況不對勁，便帶她到急症室。

　　家頤留院期間，照了電腦掃描，發現腦部出現「脈絡叢乳頭狀瘤鈣化」(Choroid plexus papilloma with calcification)[4]。服食抗思覺失調藥後，情況開始穩定。雖然那個鼓勵的聲音消失了，但家頤感到十分釋懷，因明白那只是幻聽。現在，當她需要鼓勵的時候，便會與父母和朋友傾談，以重拾信心和動力。

1.　三三四教育改革：指 3 年初中、3 年高中及 4 年大學的教育制度，由香港教育局於 2009 年 9 月起於中學實施，大學則在 2012 年落實改制。2009 至 2012 年是過渡期，兩個學制同時存在。

2.　被害型妄想 (Persecutory delusion)（參 013a）

3.　關聯妄想 (Delusion of reference)（參 014a）

4.　有些孩子或青少年可能會報告隱性幻覺 (subclinical hallucination)，但他們提及的病徵並不符合標準特定的思覺失調，或者病徵的嚴重性或頻率度不足以診斷為思覺失調。就上述故事而言，病者青少年期間感受到的幻聽內容帶有鼓舞性，而且腦部出現「脈絡叢乳頭狀瘤鈣化」，這兩個症狀都可以理解為隱性幻覺 (subclinical hallucination)。

031a. 思覺失調與腦結構

思覺失調作為腦部疾病之一，可以靠腦部神經造影 (Price et al., 2007)，即照腦 (Neuroimaging) 的技術來進行診斷嗎？腦部神經造影分為兩種：功能性造影和結構性造影。功能性造影量化大腦各部位活動及聯繫的情況；結構性造影則可以比較大腦各部位的結構大小，及有助發現一些不正常組織形態。

目前已知思覺失調病人的腦部有一定的改變，但照腦結果發現病人跟非病人的腦部情況只有一定程度的差異，故不能作為診斷基礎。思覺失調病人偶然會出現良性的腦組織異常，這些情況一般人也有，故不一定是致病的主因。只可說腦組織異常在思覺失調病人中比較常見，推斷病人腦部一般發育條件可能較差，而這未必是單一直接致病的因素。

思覺失調患者腦部結構上的神經灰質總體積較小 (Grey matter) (Morgan et al., 2007)，特別是聶葉深處 (Medial temporal lobe) 海馬狀體 (Hippocampus) 等結構，而腦室 (brain ventricles) 相對一般人來說則有擴大的跡象。最新研究發現，有些病人的腦結構會隨時間及病情而變化。

通過功能性造影，我們能觀察到一系列不尋常的改變，如各腦區協調下降，腦神經通道 (White matter) 失調等，目前學界正積極進行研究。

參考資料：

Morgan K. D., Dazzan P., Orr K. G., Hutchison G., Chittnis X., Suckling J., Lythgoe D., Pollock S. J., Rossell S., Shapleske P., Fearon P., Morgan C., David A., McGuire P. K., Jones P.B., Leff J., Murray R. M. (2007) Greymatter abnormalities in first-episode schizophrenia and affective psychosis. *British Journal of Psychiatry*, 191, 111-116.

Price G., Cercignani M., Parker G. J. M., Altmann D. R., Barnesd T. R. E., Barker G. J., Joyce E. M., Rona M. A. (2007) Abnormal brain connectivity in first-episode psychosis: A diffusion MRI tractography study of the corpus callosum. *NeuroImage*, 35, 2, 458-466.

第三章：精神病理學

032: 天國使者

　　小媚在內地鄉村出生長大，從小生活刻苦，未完成小學就被迫輟學工作，幫補家計，照顧弟妹。直到 10 多歲時，積累了工作經驗，又學得一技之長，生活才穩定下來。後來跟一名殘疾的男子結婚，準備來港定居。因為辦理居港證件需時，在子女出世後，她經常往來內地和香港以照顧子女，幾年後獲批來港，終於可以一家團聚。

　　小媚喜歡香港這個大城市，由於她還年輕，才 20 多歲，總愛出外見識，不太喜歡留在家裏。她喜歡接觸不同的事物，於是到美容店找了一份工作，希望令自己的生活充實一點。小媚一向很少跟別人分享來港後要面對的種種，因此沒有人清楚她的內心世界。

　　一天，小媚因為身體不適突然暈到，被家人送往醫院。醒來後，她的說話內容變得奇怪，不合邏輯。她說自己是上天派來的使者，而這個訊息她早在 10 年前已知道。在這 10 年裏，她化身人類來拯救世人 [1]。近日她聽到上天的指令，說她的任務已經差不多完成，因此她選擇飲酒作為重返天國的方法。

　　小媚在港的家人對於她的情況完全不能理解，他們相信這情況只是短暫的，因此不久便要求小媚出院。小媚回家後，情況並沒有改變，她依然相信自己是天使的化身，要早日回歸天國。

後來因為家人無力照顧小媚，而且家中尚有年幼子女，家人還是不得不把小媚送院治療。接受治療後，小媚不再説自己是天國的使者，家人亦明白藥物對控制小媚病情的重要性，並經常留意小媚的情況。

1. 誇大型妄想（Grandiose delusion）：指患者對於自己的能力、身份、知識等都有誇大了的想法。

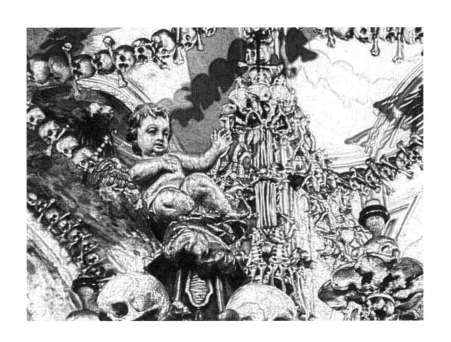

032a.
急性與短暫性思覺失調

小媚患的是急性與短暫性思覺失調 (Acute and transient psychotic disorder, ATPD)，即病人突然出現妄想、幻覺、言語難以理解或無條理，或這些病徵的任何組合。ATPD 較常出現在成年或中年女性身上，這與多發生在後期青年期或早期成年的精神分裂症有明顯分別，而精神分裂症患者的男女比例則約為 1.4:1(McGrath et al, 2004)。

有研究指出 (Castagnini & Berrios, 2009)，有些 ATPD 病人的病發是由突如其來的壓力引起（參 030a）。這些由突發情緒引起的思覺失調病徵，相比起病發期較長的病人的認知功能受損程度（參 024a）較輕，他們亦容易正常生活。ATPD 病人一般對藥物治療的反應良好，他們康復的機會比其他思覺失調病人高。但即使如此，病人仍有機會復發，所以即使病徵減退，醫生一般都會用一定劑量的藥物，以期減低復發的機會（參 053a）。移民（參 029a）是其中一個可引發 ATPD 的風險因素，尤其是在海外工作的家庭傭工，但這有待更多研究確實 (Udomratn et al., 2012)。

另外，小媚的思覺失調徵狀在她暈倒後才出現，表示她亦有可能患上癲癇發作後思覺失調 (Postictal psychosis)。根據研究及臨牀經驗 (Devinsky, 2008)，一些有長期癲癇的病人較容易在癲癇發作後出現短暫性思覺失調，他們一般在癲癇發作後的 12 小時至 6 天內出現思覺失調徵狀，並維持數天或數週，病人會出現幻覺、妄想、言語及思想紊亂。及早安

排病人進行腦電圖檢驗，可確定
這個可能性。

參考資料：

Castagnini A., Berrios G. E. (2009) Acute and transient psychotic disorders (ICD-10 F23): a review from a European perspective. *European Archives of Psychiatry and Clinical and Neuroscience* 259, 433-443.

McGrath J., Saha S., Welham J., El Saadi O., MacCauley C., Chant D. (2004) A systematic review of the incidence of schizophrenia: the distribution of rates and the influence of sex, urbanicity, migrant status and methodology. *BMC Medicine*, 2, 13.

Udomratn P., Burns J., Farooq S. (2012) Acute and transient psychotic disorders: An overview of studies in Asia. *International Review of Psychiatry* 24, 463.

Devinsky O. (2008) Postictal Psychosis: Commom, dangerous, and treatable. *Epilepsy Currents 8*, 31-34.

033: 不存在的情婦

　　小玉在內地出生，丈夫是香港人。兩人相識於內地，1年後結婚，來港定居。丈夫經營物流公司，需要經常往返中港兩地，小玉則負責照顧家中大小事務。當子女長大成人，她嘗試再工作，在時裝店當售貨員，可惜不太適應工作環境。她這時出現妄想，深信丈夫在內地有外遇。

　　小玉與同事合作不太愉快，覺得同事總是想佔她便宜。她又因為住址被同事知道，覺得同事會傷害她的家人[1]，因而擔心家人的安全。小玉曾因為一位男同事跟她合照，而感覺被性騷擾。後來她認定那位男同事其實是受到她丈夫指使的，目的是為了收集她不忠的證據，以便把家產分給丈夫的情婦。

　　小玉聘請了私家偵探跟蹤丈夫，她又跟隨丈夫到內地工作，企圖能捉姦在牀，只可惜全部都徒勞無功。她認為這是因為丈夫洞悉了她的行動，於是把情婦藏起來。小玉始終深信丈夫出軌，曾經逼丈夫在所有物業加上她的名字，並要求丈夫立下遺囑，把家產留給兒女。

　　直至現在，即使丈夫每次陪伴覆診、給家用、沒有離開家庭，小玉依然覺得丈夫對她不忠。她每天的生活除了照顧家人和打理家務，大部分時間也在想如何解決這個根本不存在的問題，這令她十分困擾。

1.　被害型妄想 (Persecutory delusion)（參 013a）

033a. 妄想症

妄想(Delusion)是指思想上的錯亂，病人堅信一些與事實不符、違反邏輯、不符合自己所處的社會文化所能夠接受的錯誤信息。妄想症(Delusional disorder)病人約佔人口的 0.03%，但實際病人數量可能不止此數。妄想症患者的妄想內容多數是圍繞單一的主題，而且內容通常是有系統性的(Systematic，參 017a)，並非荒謬性的(Non-bizarre，參 016a)。患者一般對自己的病缺乏認識，對別人亦缺乏信任，個性敏感、固執、猜疑、嫉妒及過分重視自己等。病人通常會將自己的妄想合理化，並否定其他人的意見。

最常見的妄想類型為被害型(Persecution，參 013a)、嫉妒型(Jealousy，參 015a)、關聯型(Reference，參 014a)、誇大型(Grandiose)等。除此之外，亦有虛無妄想(Nihilistic)、罪疚妄想(Guilt)、愛情型妄想(Love)、疑病妄想(Hypochondriasis)、身體變形妄想(Dysmorphophobia，參 013a 之註釋)、誤認妄想(Misidentification)。要診斷妄想症，病人的妄想必須持續出現不少於 3 個月，病者可能同時出現情緒病徵，但不可同時出現顯著幻覺(WHO, 2008)。

參考資料：

World Health Organization (2008) *ICD-10: International statistical classification of diseases and related health problems* (10th Rev. ed.), New York, NY: Author.

034: 變臉

平叔已屆退休年齡，是屬於較遲患上思覺失調的一群，發病那天正值兒子大婚之日。平叔於發病前一晚，因擔憂兒子成家立室後，可能無力繼續供養自己，而徹夜不眠。翌日，平叔告知親友，他感到有一陣涼風於臉上吹過後，令自己的容貌轉變。他着人拿來鏡子，仔細端詳後，確認自己的面容不同了[1]。

病發那天，平叔出現幻覺，他告訴家人，看見已過世的親人[2]，聽到他們跟他說話，又聽到一些雜聲。平叔說話及思緒都明顯地紊亂[3]，但他拒絕告訴家人幻聽的詳細內容，只說那些聲音威脅他，說會對他家人不利。

除了幻聽外，平叔因容貌「改變」而堅稱自己必定快將離開人世，他因此考慮跳樓輕生。家人起初以為平叔「撞邪」，觀察數天後，他情況還沒有改善，於是決定帶他去看醫生。

平叔在接受治療後，病情很快穩定下來，十數天後便出院了。他出院後再沒有幻聽和幻覺，也沒有覺得自己的容貌改變，很快便回復正常生活。平叔現在會定時服用醫生處方的藥物，以減低自己復發的機會。

---

1. 醜狀畏懼症 (Delusional dysmorphophobia)（參 013a 之註釋）
2. 視覺幻覺 (Visual Hallucination)
3. 言語紊亂 (Disorganization)（參 021a）

034a. 遲發性思覺失調

學者 Kraepelin(1896) 首次描述和定義遲發性思覺失調（Late-onset psychosis），根據他的定義，在 40 歲後出現的就是遲發性思覺失調。但現時沿用的診斷指南中，並沒有以年齡來界定思覺失調的類別。一些研究顯示（Brunelle et al, 2012），有直系親屬患有遲發性思覺失調的人，比有直系親屬患有早發性思覺失調的人，患上思覺失調的機會較低。此外，根據臨牀經驗，這些遲發性思覺失調病人的性格大多較為多疑或神經質，他們多數為已婚或曾經結婚，並曾工作過一段長時間，病發時他們多數都處於失業或自我孤立的狀態。有學者提出遲發性思覺失調和感覺障礙（如失明、失聰）之間的關聯，並提出這可能與幻覺和幻聽有關（參 005a，006a）。

根據壓力脆弱模型（Stress vulnerability model，參 025a），一個人一生中由遺傳及腦部發育引致的潛伏脆弱因素早已存在，那麼為甚麼會在老年才發病？有兩個可能性，一是病人一生順利，至晚年才遭遇大打擊。這情況應在病人病歷中找出病發前是否有重大事件（如平叔的情況，參 030a）。另一可能性則是中晚年後，病人腦部受隱疾影響導致脆弱程度增加。因此對遲發性思覺失調病人，通常要安排較詳盡的身體和腦部疾病檢查，以減低誤診的機會，並盡早發現其他可治癒的隱疾。

臨牀分析亦證明，愈晚年病發，病人的妄想和幻覺愈多。此外，遲發性思覺失調病人比早發性思覺失調病人出現較少陰性症

狀，他們一般對低劑量的藥物反
應良好。由於年紀較大的人較容
易出現錐外體系症狀如手震，第
二代抗思覺失調藥較少這種副作
用（參 047a），所以適合用作治
療遲發性思覺失調。

參考資料：

Brunelle S., Cole M. G. & Elie M. (2012) Risk factors for the late-onset psychoses: a systematic review of cohort studies. *International Journal of Geriatric Psychiatry* 27, 240-252.

Kraeplin E. (1896) *Dementia Praecox and Paraphrenia*. Translated by R. M. Barclay, Huntington, New York: Krieger, 1971.

035: 膽小的驅魔人

玉麗是一位 50 歲的家庭主婦，家庭生活幸福。她的性格有點怕事和依賴，患病後丈夫和兒子都無微不至地照顧她，每次都請假陪她到醫院覆診。

玉麗這樣描述第一次出現症狀的情形：她從小就膽小怕事，有一次跟丈夫到內地旅行，帶了一隻盜版影碟回香港。排隊過海關的時候，她非常緊張，害怕光碟會被搜出來。但丈夫並不理解，還怪她太過怕事。雖然最後沒有被發現，但坐火車回家途中，玉麗總覺得每個人都知道她帶着盜版影碟，令她一直不敢抬頭看其他人，直至回到家，緊張的心情仍未能安定下來。

自那次起，玉麗變得害怕外出，總覺得每個人都在談論她做錯事，連到市場買菜也做不到，生活開始缺乏動力，不想做家務。家人發現她異常緊張，就帶她去看私家醫生。當時玉麗頭腦還很不清醒，迷迷糊糊的被帶到診所。她被診斷患上急性與短暫性思覺失調[1]，經藥物治療後，病況開始有改善。

但大約半年後，玉麗的母親因病去世，由於她們感情很好，這噩耗令玉麗情緒非常低落。有一天，她在街上看見一隻烏鴉，她覺得那烏鴉會跟她說話。從此她在不同地方都會聽到烏鴉叫聲，還有時會在窗外看到去世的媽媽。每當她躺在牀上，她會看見一男一女兩個太空人跟她說話，吩咐她進行特別任務，並要保守秘密。她怕太空人會傷

害她，所以一直沒有把這件事告訴任何人。

　　玉麗覺得自己還有一項特別技能，就是替人驅鬼。她在街上能分辨出誰被鬼附，她形容如果有人的臉突然變成青色，就是被鬼附的現象。她自稱可以憑意志力驅鬼，然後那人的臉色會回復正常。

　　家人覺得不對勁，再一次帶她去看醫生，經藥物治療後，玉麗再沒有見到媽媽和太空人，現在能夠再做家務了。她又參加跳舞班，更準備照顧即將誕生的孫女。

1.　急性與短暫性思覺失調 (Acute and transient psychotic disorder, ATPD)（參 032a）

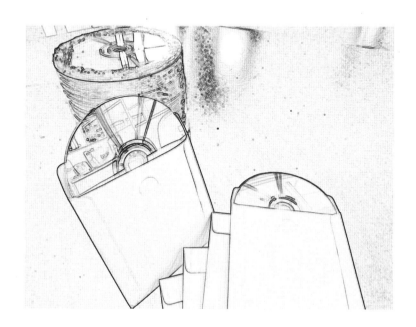

035a. 疑似思覺失調

思覺失調是一種綜合症 (Syndrome)，整合一些通常同時出現的病徵，例如幻聽、妄想等，但有類似幻覺的經歷不一定是患上思覺失調。思覺異離 (Dissociation) 可以導致表面上類似幻覺及妄想的經歷，但背後有其特別的性質，在詳盡的臨牀觀察評估下，通常可以識別。在精神病理學上，思覺異離和思覺失調是不同的 (Moskowitz et al., 2008)。

思覺異離往往在受壓時出現，在這情況下醫護人員可在病人心理方面多作理解。而思覺失調病人的精神錯亂並不只發生在壓力出現時，因為思覺失調亦與病人腦部化學物質失衡方面有關。

兩者在病徵上表面相似，但發病成因、原理不同。思覺異離通常在一些較可理解的心理矛盾和壓力下產生，表現為突發失憶、癱瘓、突發性失明、失聲，甚至是多重人格，部分表現可能與思覺失調相似，例如玉麗看見人的面變成青色的情況。部分病人亦可能經歷過心理創傷 (Trauma)，及有性格上的障礙。要鑑別兩者，需要進行全面觀察，對病情作詳盡分析。

參考資料：

Middleton W., Dorahy M. J., Moskowitz A. (2008) Historical conceptions of dissociation and psychosis: Nineteenth and early twentieth century perspectives on severe psychopathology. In Moskowitz A., Schäfer I., Dorahy M. J. (Ed.) *Psychosis, Trauma and Dissociation: Emerging perspectives on severe psychopathology*, 9-20. Chichester: Wiley.

036: 驅走心魔

國友病發前是一名物業管理員，與太太及兩名子女同住。他兒時性格內向多疑，甚少與同學交朋友。中五畢業後，嘗試過不同類型的工作。

大約 1 年前，他開始出現思覺失調症狀。他懷疑上司要加害他並針對他，覺得其他同事說他閒話，又覺得被跟踪，被閉路電視監視[1]。除了這些妄想感覺，他更出現幻聽[2]，他聽到數個不能辨認的聲音給他命令[3]，例如：在他玩電腦遊戲時給他指示、研究員跟他做評估測試時叫他離開等。國友形容這些聲音為「心魔」。

思覺失調病徵對國友造成極大困擾，更影響他的工作表現，導致他後來辭去工作。他開始失去自信，覺得自己要太太辛苦照顧，很沒用，性能力亦開始衰退。

其實國友早在 18 歲時，已開始在出精神科門診就診，起初他被診斷為患上躁狂抑鬱症，之後診斷改為思覺失調。由於定時服藥及得到家人支持，國友的病況大大改善。他最近找到一份工作，儘管因出現認知功能症狀（參 024a），如記憶力和集中力衰退而影響工作表現，最終令他被辭退，但日常生活大致回復正常。現在國友經常與兒女一起打籃球、踢足球，又跟弟弟一家踏單車，享受家庭天倫之樂。

1. 關聯妄想 (Delusion of reference) （參 014a）
2. 幻聽 (Auditory hallucination) （參 005a、007a、008a、011a）
3. 命令型幻聽 (Command hallucination) （參 008a）

036a. 多重病徵

由於國友分別出現思覺失調、抑鬱症、躁狂症的徵狀，所以被診斷為帶有思覺失調病徵的躁鬱症 (Bipolar affective disorder, mania with psychotic symptoms)。患有躁鬱症的人經常徘徊在過度高漲或煩躁和抑鬱情緒之間，情緒波動可以非常快，甚至兩種病徵同時出現。

抑鬱症的病徵包括：

· 每日都感到情緒低落或悲傷
· 注意力不集中，記憶或決定能力出現問題
· 出現飲食問題，包括失去食慾和體重下降，或暴飲暴食，體重增加
· 疲勞或精力不足
· 感到絕望，或有罪疚感
· 對原先享受的活動喪失興趣
· 失去自尊
· 有自殺的念頭
· 難以入睡或睡眠過多

· 與朋友疏離或社交退縮

躁狂症的病徵包括：

· 容易分心
· 對睡眠的需要很少
· 判斷力差
· 脾氣控制差
· 做出魯莽的行為和缺乏自我控制，包括：暴飲暴食、飲酒、濫用藥物、判斷力差、危險的性行為、過度消費
· 情緒高漲，包括：過度活動、精力充沛、自尊過高
· 思想混亂 (Racing thoughts)、不停說話 (Pressured speech) 或作一些語音相近但意思無關係的聯想 (Clang association)
· 非常積極地參與活動
· 非常心煩或惱怒

事實上，這兩種情緒病的部

分病徵與思覺失調的病徵相似，例如：抑鬱症（Depression，參037a）病人的注意力不集中，記憶或決定能力出現問題，經常疲勞或精力不足、對原先享受的活動喪失興趣、與朋友疏離或社交退縮，都是思覺失調的陰性病徵（Negative symptom，參022a）；而躁狂症病人做出不恰當的行為和產生自我誇大的想法，與思覺失調的陽性病徵相似。儘管兩種情緒病和思覺失調的病徵有不少相同之處，他們背後的成因和之後的演變都有所不同。舉例說，抑鬱症病人的社交退縮、精力及注意力不足等病徵，會隨病情好轉而減退，但對於有同樣病徵的思覺失調病人，即使陽性病徵減少，陰性病徵亦未必會好轉。

近年更有學者提出(Keshavan et al., 2011)，思覺失調跟躁鬱症是在同一族譜(Spectrum)上，兩者有相似之處。同一病人並非只是患上兩種病之中其中一種，而是病人可能同時出現思覺失調及躁鬱症病徵。

參考資料：

American Psychiatric Association (1994) *Diagnostic and statistical manual of mental health disorders (4th ed)*, Washington DC: Author.

Keshavan MS, Morris DW, Sweeney JA, Pearlson G, Thaker G, Seidman LJ, Eack SM, Tamminga C (2011). A dimensional approach to the psychosis spectrum between bipolar disorder and schizophrenia: the Schizo-Bipolar Scale. *Schizophrenia Research*, Dec;133(1-3):250-4.

037: 鬱出病來

　　浚彥的父母在他童年時經常為婚外情吵架，媽媽因而患上抑鬱症。原本性格開朗的浚彥，升上中學後變得孤僻，受同學排斥。他雖然能夠應付學業，但總因結交不到朋友而悶悶不樂。浚彥好不容易才考上大學，以為可以在新環境下重新開始，但由於不擅社交，仍是整日孤獨一人；加上學業要求比中學時高了很多，他開始感到失去動力，難以集中精神。他晚上受到失眠的困擾，感到無助與無奈之餘，自信心亦愈來愈低，對所有事物慢慢失去興趣。

　　浚彥被診斷患上抑鬱症，可惜抗抑鬱藥對浚彥幫助似乎不大，他不時出現自殺念頭，後來因難以承受壓力而中途退學。休養幾個月後，他見病情穩定，便嘗試工作。但浚彥經常覺得上司和同事針對他，轉了好幾份工作，都是做了幾個月便辭職。

　　浚彥因此大受打擊，不久更決定停止服藥。停藥後，浚彥開始變得語無倫次 [1]，有時候覺得自己的手腳無故被拉長，以致失去平衡 [2]。他向家人提出人身安全的問題，認為自己的電腦被黑客入侵 [3]，要求母親用膠紙密封所有窗戶和門縫。浚彥又突然對聲音變得異常敏感，少許嘈吵聲都令他感到不勝其煩，大發脾氣。浚彥家人因此再帶他接受治療，這次醫生認為浚彥患上思覺失調。

　　原來浚彥在中學時，已開始出現思覺失調早期的病徵，例如：難以入睡、情感變得冷漠、失去以往的熱情、對周圍事情不感興趣 [4] 等。

後來，他又表現得敏感多疑、語言表達異常，如果這些早期症狀及早被發現，浚彥便可及時獲得治療。

1.　言語紊亂 (Disorganized speech)（參 021a）
2.　醜狀畏懼症 (Delusional dysmorphophobia)（參 013a 之註釋）
3.　被害型妄想 (Persecutory delusion)（參 013a）
4.　陰性病徵 (Negative symptom)（參 022a）

037a. 抑鬱與思覺失調

抑鬱症狀（Depressive symptom）在思覺失調當中相當普遍。在思覺失調醞釀期（Prodrome，參 002a）中最常見的就是抑鬱的症狀；在病人病發後，出現抑鬱的情況也常見。精神分裂症病人在首次病發後 5 年的自殺風險特高，辨識的其中一個關鍵就是抑鬱症狀（Hor & Taylor，2010；參 065a），所以醫護人員應該特別留意病人的抑鬱症狀。即使在康復後，如果病人是高學歷人士，病發前的生活功能正常，對自己有較高期望，病識感（Insight, Crumlish et al，2005；參 060a）良好，卻又未能好好將這些經歷整理、融合到整個人生經歷當中，患上抑鬱症機會也會較高。關鍵是抑鬱症是可治療的。

要分辨清楚的是，情緒病（如抑鬱症）嚴重時，也能引致思覺失調的病徵。例如在病人情緒極度低落時會產生極大的罪惡感或內疚感，或出現內容負面的幻聽等；處於躁狂狀態的病人也會出現誇大型的思想或言語紊亂。

參考資料：

Crumlish N., Whitty P., Kamali M., Clarke M., Browne S., McTigue O., Lane A., Kinsella A., Larkin C., O' Callaghan E.(2005) Early insight predicts depression and attempted suicide after 4 years in first-episode schizophrenia and schizophreniform disorder. *Acta Psychiatrica Scandinavica* 112: 449-455.

Hor K., Taylor M. (2010) Review: Suicide and schizophrenia: a systematic review of rates and risk factors. *Journal of Psychopharmacology*, 24, 81-90.

038: 嚴格的生活規律

善兒今年 50 歲,現時無業。她在上世紀 90 年代隻身從內地來香港定居,從事金融業,收入尚算豐厚,曾有三段穩定的關係。十多年前,善兒感到工作壓力愈來愈大,令她透不過氣。當時,她在同一公司任職的男朋友因投資失利,欠下巨款,於是善兒借貸,幫他度過難關。但男朋友後來竟突然失蹤,沒有還錢給她。善兒的財政因此出現困難,結果要依靠綜緩度日。善兒後來交了另一位男朋友,他在經濟上支援她,但後來善兒發覺他是有婦之夫,她再一次失去依靠。

善兒離開家人隻身來港,遇到的男人都離她而去,而且結局不愉快,使她對別人失去信任。她的性格開始改變,由積極進取、善於社交、愉快開朗,變得失去動力,不愛與人交往,喜歡獨留家中。其後,她開始聽到一把奇怪的聲音跟她說:「妳有癌症,妳將會死」[1]。她非常驚慌,不能入睡,經常感到心跳急速,呼吸困難,尤其是在晚上。她深恐自己真的罹患絕症,比以前更加害怕與人接觸,只會在用膳時間才勉強到附近食肆吃飯。她曾經想過尋死,計劃要跳樓或燒炭自殺,幸好都因為沒膽嘗試而放棄。

她因為過往的種種經歷,不自覺地建立了一套非常有規律的生活,包括:嚴格規定每天作息、看電視和做家務的時間、只會外出買食物一次(為了減少在街上逗留的次數和時間)、嚴格監察自己的飲食和體重、定時做半小時運動等。表面看來這是非常健康的生活模式,但善兒不會到離家較遠的地方,甚至覺得過馬路也很危險,局限了自

己的活動範圍。如果這個規律的時間表出現變動，她會顯得異常緊張，
出現失眠、心跳、呼吸加速和出汗等 [2]。

1. 幻聽 (Auditory hallucination)（參 005a, 007a, 008a, 011a）
2. 焦慮症 (Anxiety Disorder)

038a. 焦慮症與思覺失調

焦慮症與思覺失調共同出現的情況甚為普遍。過去有研究發現，有 38.3% 的思覺失調病人經歷焦慮徵狀 (Achim et al., 2011)。其中，焦慮與陽性病徵的關係最為密切。

焦慮症是指一組跟焦慮有關的問題，包括恐慌症 (Panic disorder)、經常焦慮症 (Generalized Anxiety Disorder, GAD)、社交焦慮症 (Social Anxiety Disorder)、強迫症 (Obsessive Compulsive Disorder)。經常焦慮症的症狀包括：

· 大部分時間對各方面的事情均有難以控制的憂慮；

· 身體：肌肉緊張、失眠、多手汗、心跳急促、容易疲倦等；

· 情緒：精神緊張、難以集中、易發脾氣、終日不能平靜等。

對於出現焦慮徵狀的思覺失調病人，臨牀評估需要深入了解病人的情緒變化，比較病發和復發前後的分別，並着重分析情緒困擾對病人日常生活的影響。藥物和心理治療均對此類病人有效。

參考資料：

Achim A. M., Maziade M., Raymond E., Olivier D., Merette C., Roy M.A. (2011) How Prevalent Are Anxiety Disorders in Schizophrenia? A Meta-Analysis and Critical Review on a Significant Association. *Schizophrenia Bulletin*, 37 (4): 811-21.

039: 無處不在的焦慮

永傑自小性格孤僻，交心朋友不多。小時候，永傑生得個子矮小且樣貌並不出眾，經常被其他同學欺凌、取笑，他因此變得內向，很少與家人分享內心感受。永傑雖然在學校過得不快樂，在家卻是個小霸王，要風得風，家人對他都很遷就及照顧周到，形成他依賴家人的性格。

中五畢業後，永傑因成績欠佳，不想繼續學業，便跟隨父親當保安員，雖然收入不多，但總算穩定。永傑用心工作，希望能做出成績，可惜事與願違，他的努力未被同事認同及上司賞識，上司經常責罵他，説他工作效率慢、不聰敏；他又未能融入其他同事的圈子，於是感到沮喪、情緒低落。自小被取笑外貌，令永傑對自己的外貌缺乏信心，他相信只要穿上名牌服飾就會贏得別人尊重，交到朋友。於是他把大部分薪金都花在名牌服飾上，連家用也無法負擔。父母見永傑收入不多，又愛子心切，便任由他花費，從不過問。

有一次，永傑發現儲物櫃內的個人用品不翼而飛，認定是被同事偷走了。此後永傑變得非常小心，要多次檢查儲物櫃，肯定已上鎖，才安心離開；有時即使已把儲物櫃鎖好，他仍然非常擔心儲物櫃內的東西會被偷去。永傑無法抑制這份焦慮，在巡樓途中也要折返休息室，檢查儲物櫃。連他自己都知道這是過分憂慮，不可理喻，但他始終無法控制自己，總要去檢查一下，才能暫時得到舒緩。永傑的情緒因此

變得不穩定，內心經常忐忑不安，不能集中精神，導致工作表現下滑，
生活也大受影響。

　　永傑先是認為同事偷走他的東西，後來漸漸覺得同事會對他不
利，或會在他的飲品下毒，目的是令他不能在工作上爭取表現；又或
是偷去他的衣服，令他在眾人面前出醜[1]。他整天都被這種思想佔據，
不論走在街上或回到家裏，也會聽到同事嘲笑他的聲音[2]，他會對着空
氣怒罵、咆哮。永傑的精神狀態愈來愈差，他甚至感到街上的行人都
凝望他、談論他[3]，令他渾身不自在。即使逃回家中，報章雜誌和電視
新聞報導的內容都與他有關，使他焦慮的感覺有增無減。

1. 被害型妄想 (Persecutory delusion)（參 013a）
2. 幻聽 (Auditory hallucination)（參 005a、007a、008a、011a）
3. 關聯妄想 (Delusion of reference)（參 014a）

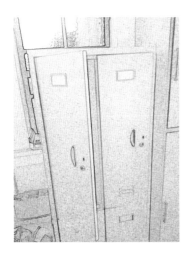

039a. 思覺失調與強迫症

強迫症（Obsessive-compulsive disorder, OCD）有三個主要部分：強迫思想、強迫行為和隨之而來的緊張情緒。強迫思想是一些不斷重複的思想，病人雖然明知這些思想不合理，並覺得非常厭惡，但卻無法控制這些思想的出現。強迫思想的清晰度或真確性因人而異，但隨着病情加深，病人會感覺困擾，甚至無法應付日常生活。為了減少強迫思想帶來的緊張，病人感到必須做某些事或動作，因而出現強迫行為。較常見的強迫行為包括：逃避、重複檢查、蒐集、固定的程序，如重複洗手、清潔。伴隨這些強迫思想和行為，病人會感到緊張、焦慮、害怕、內疚、厭惡或抑鬱。

思覺失調與強迫症的共病性（Comorbidity）不少，有研究顯示，12.1% 的思覺失調病人同時有強迫症徵狀（Achim et al, 2011），而強迫徵狀可能會加深思覺失調的病徵，需要接受藥物治療（參047a）以控制病情。一般來說，同時出現思覺失調與強迫症的病人，社交功能較差，較多抑鬱病徵，但未必與更嚴重的陽性症狀有關（De Haan et al., 2013）。

參考資料：

Achim A. M., Maziade M., Raymond E., Olivier D., Merette C., Roy M. A. (2011) How Prevalent Are Anxiety Disorders in Schizophrenia? A Meta-Analysis and Critical Review on a Significant Association. *Schizophrenia Bulletin*, 37 (4): 811-21.

De Haan, L.,Sterk B., Wouters L., Linszen D. H. (2013) The 5-Year Course of Obsessive-Compulsive Symptoms and Obsessive-Compulsive Disorder in First-Episode Schizophrenia and Related Disorders. *Schizophrenia Bulletin*, 39, 151-160.

040: 代罪羔羊

文輝病發前是廈門一間公司的中層主管，他的上司向財務公司借了 300 萬元人民幣，然後逃之夭夭。不久，財務公司職員來敲門討債，由於公司負責人不在，討債不果，職員索性把文輝綁架，威脅他家人支付贖款。被禁錮期間，財務公司的職員常對文輝拳打腳踢，只給他豬糧吃，但文輝家人一直未能籌到足夠的贖款。文輝過着這種不見天日、飽受虐待的生活整整 5 年。後來某一天，文輝無緣無故地獲釋回港。

回港後，文輝常聽到一把女聲，不斷批評他沒出息，並告訴他尋死是解決問題的方法，另外又有一把聲音，告訴他不同的自殺方法，例如跳樓。起初他把頭撞向牆壁，希望能停止幻聽，但事與願違，後來幻聽反而愈來愈頻密，他便會大叫大嚷，跟聲音抗衡，唯幻聽的情況未見好轉。

經社工轉介，文輝到精神科求診，情況雖見改善，可是聲音仍然出現，嘲弄文輝一無是處，令他精神大受打擊。幻聽加上他多年來受到的屈辱，令他經常怒火中燒，常有襲擊他人的衝動。有次文輝走在街上，被綁架的片段忽然在腦海閃過，令他感到很大壓迫感，並覺得身邊的人想對他不利，於是他拿起隨身攜帶的雨傘襲擊途人，幸好他的舉動並沒有傷害到別人。可是這經驗並未能減低他的暴力傾向，幻聽更成了他每次情緒激動以致產生傷害他人意念的源頭。

在抗思覺失調藥的幫助下，文輝的幻聽有所改善，可惜他總未能對不幸的遭遇釋懷，以致他經常封閉自己，不信任別人。個案主任嘗試提供輔導，給他分析幻覺的經歷，希望文輝能夠與聲音共存，並尋找舒緩壓力和負面情緒的方法，停止使用傷害自己或別人的方式宣洩情緒。文輝學會練習呼吸的方法，在他情緒低落或憤怒的時候練習靜觀[1]，幫助平復情緒。

1. 靜觀 (mindfulness)：源自佛教，主張非批判性的態度，放下執念，活在當下。

040a.
創傷後遺症與思覺失調

任何能造成精神創傷的事也可引致創傷後遺症(Post-traumatic and stress disorder, PTSD)。創傷後遺症和思覺失調是可以同時發生的(Seedat et al., 2003)。在臨牀經驗上,PTSD 的 3 組症狀是:再次體驗徵狀(Re-experience)、迴避徵狀(Avoidance)以及過度敏感(Hyper arousal)徵狀,例如持續焦慮及失眠。然而,一些精神健康專業人士認為,應該考慮將思覺失調病徵附加到創傷後遺症的病徵列表中,因為他們通常發生在創傷後遺症病人身上。

有研究(Sareen et al., 2005)曾對 5,877 人進行分析,以確定創傷後遺症與經歷思覺失調症狀的人的比率。結果發現,約 52% 患創傷後遺症的人出現陽性病徵經驗。

研究結果顯示,最常見的病徵是:

· 感到其他人在窺探他(27.5%)
· 看到別人看不到的東西(19.8%)
· 有不尋常的感覺,如在沒有被觸碰的情況下感到被觸碰(16.8%)
· 認為自己能夠聽到別人的想法(12.4%)
· 嗅到沒有人可以嗅到的奇怪氣味而感到困擾(10.3%)
· 相信他們自己的行為和思想受到一些外在力量控制(10%)

研究人員還發現有陽性病徵的創傷後遺症病人最常見經歷為:

· 經歷火災、水災或自然災害
· 看到有人嚴重受傷或死亡
· 創傷性事件發生在親屬、朋友身上而帶來了巨大衝擊

有人建議創傷後遺症和思覺失調可以從思覺異離（Dissociation，參 035a）的經驗去理解。經常性的異離經驗會增加患思覺失調的機會。研究表明，有思覺失調症狀的創傷後遺症病人與沒有症狀的病人相比，潛在風險較大，如病人可能有更強烈的自殺念頭，和更大的困擾。

另外，思覺失調的經歷或治療過程本身可能帶來類似的病徵，影響日後的治療。這提示了及早治療以及在適當的環境下進行治療的重要性。

參考資料：

Seedat S., Stein M. B., Oosthuizen P. P., Emsley R. A., Stein D. J. (2003) Linking Posttraumatic Stress Disorder and Psychosis: A Look at Epidemiology, Phenomenology, and Treatment. *Journal of Nervous and Mental Disease*, 191, 10, 675-681.

Sareen J., Cox B. J., Goodwin R. D., Asmundson G. J. G. (2005) Co-occurrence of posttraumatic stress disorder with positive psychotic symptoms in a nationally representative sample. *Journal of Traumatic Stress*, 18, 4, 313-322.

041: 打開封閉的幻覺世界

浩添年約 30 歲，曾任職巴士司機。他從小患自閉症 [1]，不擅與人溝通。年幼時，他特別喜愛把玩玩具車的車輪，並堅持穿着同一套衣服，進食一樣的食物。他的語言能力發展比同齡兒童慢，且智力稍低，從幼兒院開始便被編進特別輔導班。浩添的人際關係一向都不理想。他父母離異，與母親關係還不錯，但父親經常在言語上羞辱他，把他跟年長兩年的哥哥比較，哥哥亦因自覺較聰明而瞧不起浩添。浩添在校內被同學排斥，令他缺乏與人溝通的信心。

大約 5 年前，浩添開始覺得身邊的人不喜歡他，他開始出現幻聽 [2]。他聽到有聲音批評他做的事 [3]，甚至發指令叫他不要吃飯，又怪責他無用，指使他去尋死 [4]，他更覺得自己的思想被人公開播放 [5]，於是浩添到醫院求診。

浩添依從醫生的指示服藥。現在幻聽雖然偶爾還會出現，但次數不再頻密，多數在他與別人交談時自覺信心不足，才會出現。幻聽對浩添已不再構成很大困擾，因他知道那是病徵，並懂得與聲音「相處」。最近，浩添更獲升職，管理不同地區的保安員工作。除了生計得到改善外，浩添的自信心亦稍有提升，他希望自己的社交能力可以持續進步。

1.　自閉症（參 041a）

2.　幻聽（Auditory hallucination）（參 005a、007a、008a、011a）

3.　評述型幻聽（Running commentary），幻聽的內容對患者的行為和思想作出評論。

4.　命令型幻聽（Command hallucination）（參 008a）

5.　思維廣播（Thought broadcasting）（參 020a）

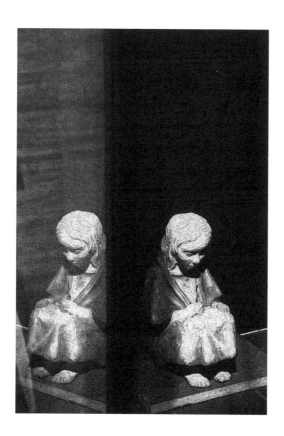

041a. 精神分裂症與自閉症

近幾十年，學者不斷研究精神分裂症與自閉症之間的關係，原因是這兩種病有很多相似的病徵表現，例如缺乏言語表達能力、社交退縮、缺乏與他人的情感聯繫、對某些事或物堅持同一性等。

有不少的研究報告發現兩者的其他相同之處，有助理解它們為何出現相似的病徵表現。精神分裂症患者和自閉症患者的理解他人心智的能力較弱 (Theory of mind)，而有助理解或學習他人的行為、意圖、情緒的鏡像神經 (Mirror neurons) 也較少。這發現解釋了患有精神分裂症或自閉症的人不擅交際的現象。另有研究發現，父母患有精神分裂症的人會較一般人有更大機會患自閉症，這可能反映兩者的基因亦有密切的關係 (Larsson et al., 2005; Daniels et al., 2008)。

但也有學者指出，即使精神分裂症的陰性病徵和自閉症的徵狀表面相似，要確斷是否患有精神分裂症的先決條件為其陽性病徵，例如幻覺（參 006a）、妄想（參 013a、014a、015a）、思想紊亂；自閉症病人則很少出現該類病徵 (Rutter & Sroufe, 2000)。而妄想被害或被談及的感覺是否源於病人本身與人溝通或社交障礙問題，也有待考究。兩者之間最有趣的地方是兩種病截然不同，卻出現類似的病徵。

參考資料：

Rutter M., Sroufe L. A.(2000) Developmental psychopathology: Concepts and challenges. *Development and Psychopathology*, 12, 165-196.

Daniels J. L., Forssen U., Hultman C. M., Cnattingius S., Savitz D. A., Feychting M., Sparen P. (2008) Parental psychiatric disorders associated with autism spectrum disorders in the offspring. *Pediatrics* 121, 1357-1362.

King B. H. Lord C. (2011) Is schizophrenia on the autism spectrum? *Brain Research* 1380, 34-41.

Larsson H. J., Eaton W. W., Madsen K. M., Vestergaard M., Olesen A. V., Agerbo E., Schendel D., Thorsen P., Mortensen P. B. (2005) Risk factors for autism: perinatal factors, parental psychiatric history, and socioeconomic status. *American Journal of Epidemiology* 161, 916-925.

Rutter M. (1972) Childhood schizophrenia reconsidered. *Journal of Autism and Childhood Schizophrenia* 2, 315-337.

042: 啞巴也會說話

阿翹年約 25 歲，與父母同住，她有輕度智力障礙，原來阿翹的母親生產時屬高齡產婦。由於阿翹有智力障礙，語言能力亦有限，除了家人就沒有別人願意耐心與她溝通，了解她的想法和感受。

阿翹完成特殊學校課程後，接受過一些職業訓練，然後到庇護工場工作。阿翹一直努力工作，表現良好。她在工場認識許多同事，其中一位男同事總能耐心地讓她表達自己。阿翹愛上這位男同事，更告訴家人自己想與他建立家庭。可是後來當阿翹鼓起勇氣表白，男同事卻告訴阿翹，他喜歡的是庇護工場內另一位聾啞女孩，阿翹因而深受打擊。

後來，家人觀察到阿翹常常睡到半夜便會醒來，脾氣也開始變得暴躁。每到晚上，阿翹就會自言自語，有時笑得很高興，有時激動得掩着耳朵大叫。媽媽嘗試待她冷靜下來時，了解她的心情。阿翹說自己在家也能清楚聽到那位男同事的聲音[1]，那聲音對她說很多甜言蜜語，會讚美她，又說他愛她，讓她高興不已。媽媽感到難以置信，因為自己在家中根本完全聽不到阿翹提及的聲音，認為只是阿翹的想像罷了。更令媽媽感到奇怪的是，阿翹甚至聽到另外那位聾啞女同事的聲音，她說那聲音在嘲笑她，令她心情變差，並以掩耳和大叫去蓋過那聲音，使自己再聽不到那些傷害的說話。

　　媽媽多番解釋那位女同事是天生聾啞的，不會說話，阿翹卻仍堅信那聲音就是她。最後阿翹因為持續地情緒激動，被送到醫院接受治療。

1. 幻聽（Auditory hallucination）（參 005a、007a、008a、011a）

042a. 智力障礙與思覺失調

在思覺失調病人中，大約 3.4% 有智力障礙，有研究估計智力障礙人士患思覺失調的風險比一般人高 4.6 倍，患精神分裂症風險更可高達 7 倍（Keshavan et al., 2005）。智力障礙多被發現及診斷於兒童階段，此種早期認知能力受損以及後期患精神分裂風險較高的關聯，支持了因神經發展問題引致精神分裂症的理論（Murray, 1994）。同時有智力障礙及思覺失調的病人，會出現較嚴重的病徵及較多功能倒退（Chapin et al., 2006）。

當面對幻聽等思覺失調病徵時，病人需要以理性去理解、分析自己的經歷。由於同時有智力障礙的病人在運用常識、理性分析的能力方面較弱，對於幻覺可能會作出比較特別的理解，就如個案中的阿翹堅信向她說話的聲音來自天生聾啞的女士。而在醫生探問智力障礙病人有關思覺失調的病情時，往往需要家人提供更多資訊及協助溝通，以便分析病人的情況是出自智力障礙還是思覺失調。

參考資料：

Keshavan M. S., Diwadkar V. A., Montrose D. M., Rajarethinam R., Sweeney J. A. (2005) Premorbid indicators and risk for schizophrenia: a selective review and update. *Schizophrenia Research*, 79, 45-57.

Murray R. M. (1994) Neurodevelopmental schizophrenia: The rediscovery of dementia praecox. *The British Journal of Psychiatry*, Vol 165, 6-12.

Chapin R., Barley M., Cooper S. J., Kusel Y., McKendrick J., Stephenson D., Obuaya T., Stockton-Henderson J., O'Brien L. S. & Burns T. (2006) The impact of intellectual functioning on symptoms and service use in schizophrenia. *Journal of Intellectual Disability Research*, 50(4), 288-294.

043: 貓痴撞邪了

巧翎是一位售貨員，自小父母離異，跟感情要好的阿姨同住。巧翎年輕時跟男朋友同居，男朋友無業，要靠她支持生活。巧翎受男朋友影響，染上抽煙、喝酒和濫藥的惡習，日夜顛倒的生活方式也令她失眠，每份工作都做不長。

自從跟男朋友分手後，巧翎獨自生活。愛貓的她，夢想做點寵物買賣的生意，於是在家養貓，自行配種繁殖。貓兒繁殖得很快，由當初的 6 隻變成 10 多隻，百多呎的空間養了多隻貓，令家裏的衛生情況惡化。同時，由於巧翎仍有濫藥的習慣，並因情緒低落而食慾不振，她身體愈來愈消瘦。但她仍堅持她的夢想會成真，相信最終能開拓一個貓繁殖場。

多方面的壓力令巧翎的情緒愈來愈不穩定，她開始自言自語，說話變得語無論次[1]，又覺得有人會害她和跟踪她[2]。家人發現她的改變，但不知如何處理，也沒有求助，巧翎也不太明白自己發生甚麼事。直到有一天巧翎在家時，突然覺得工作的貨倉發生火災而非常擔心，所以報警求助，自己也趕往貨倉，但其實並沒有發生火警。家人認為她是「撞邪」了，所以帶她去做法事和飲符水，也試過其他辟邪的方法。

巧翎的情況沒有改善，還開始出現幻聽。她先是聽到一把女聲在說她的不是，後來變成一大群人的聲音。除了幻聽，每晚她還會在家裏近門口的位置看到一抹黑影，令她感到非常害怕，不敢外出和變得

多疑，後來連工作也要辭去，只花時間照顧她的貓群。最後家人帶她去看醫生。接受治療初期，巧翎的病況已有改善，幻聽的次數減少了，那些聲音也變得模糊了。

1. 語言紊亂 (Disorganized speech)（參 021a）
2. 被害型妄想 (Persecutory delusion)（參 013a）

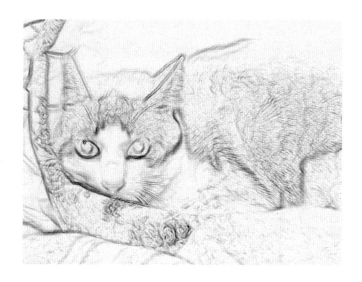

043a. 思覺失調與腦部疾病

思覺失調是腦部疾病，可以由影響腦部的疾病引致。一般影響腦部的疾病可以產生不同的病徵，視乎腦內受影響的部分而定。這疾病若影響詮釋現實資訊的系統，便統稱腦發性思覺失調（Organic psychosis）。可影響腦部的疾病有多種，包括腦血管病、腫瘤、創傷、病毒及細菌引致腦炎、腦退化、癲癇、免疫失調、代謝失調、中毒、貧血、營養不良等。每種疾病均有其特徵，多在詳細檢驗後才被發現。腦部疾病導致思覺失調的情況較原發性（即一般思覺失調）為少，但若發現，則可能需要另外治理導致思覺失調的腦疾病。

醫護人員除了處理思覺失調病徵外，更需留意疾病是否由其他因素引發（如寄生蟲）。弓形蟲（Toxoplasma gondii）是一種單細胞寄生原蟲，原蟲在各種動物身上寄生，但以貓科類動物為主。透過與貓類接觸，人類可能感染弓形蟲。感染人數因地而異，在美國約一至兩成人口有感染（Hill et al., 2006）。被感染者會引致弓蟲症（Toxoplasmosis），病徵為發燒和淋巴腫大等。近來研究發現弓蟲症可導致腦炎，亦有學者提出弓蟲症與精神分裂症有關係。早在上世紀 80 年代已有學者發現（Stibbs, 1985），長期受感染的老鼠腦部的多巴胺水平偏高，又有研究指出弓形蟲會影響細胞內的酵素水平，間接影響多巴胺分泌（Gaskell et al., 2009）。一個統合分析的結果也指出精神分裂症病人的弓蟲症抗體較多，而當胎兒在母腹內期間母親受到感染，則會成為胎兒日後患思覺失調的風險因素。（Torrey et al., 2012）。養貓人士應留意衛生，避免受弓形蟲感染。弓蟲症所引起的思覺失調，可以用指定抗生素治療。

參考資料：

Torrey E. F, Bartko J J. & Yolken R H. (2012) Toxoplasma gondii and Other Risk Factors for Schizophrenia: An Update. *Schizophrenia Bulletin*, 38, 642-647.

Hill D. E., Haley C., Wagner B., Gamble H. R., Dubey J. P.(2006) Seroprevalence of and risk factors for Toxoplasma gondii in the U.S. swine herd using sera collected during the National Animal Health Monitoring Survey (Swine 2006). *Zoonosis Public Health* 2010, 57:53-59.

Stibbs H. H.(1985) Changes in brain concentrations of catecholamines and indoleamines in Toxoplasma gondii infected mice. *Annals of Tropical Medicine and Parasitology* 1985; 79:153-157.

Gaskell E. A., Smith J. E., Pinney J. W., Westhead D. R. & McConkey G. A.(2009) A unique dual activity amino acid hydroxylase in *Toxoplasma gondii*. PLoS One 2009.

044: 發放正能量

光希 40 多歲，是一間跨國公司部門主管，與太太和兒子同住。他為了事業更上一層樓，計劃與朋友合資開設公司，自立門戶，但朋友騙去他的資金並失踪了。光希非常失落，且因與上司意見不合，一氣之下辭去工作。

光希之後試過不同的工作，但都做不長，原因是他無法接受自己的轉變。他曾努力在一家小型公司工作，想幫公司重組，不幸最後也被解僱。光希往後 6 年的情緒一直低落，因為一直找不到跟以前一樣理想的工作，又要面對養妻兒的經濟壓力。他覺得自己沒有用，沒有希望，因此常常與太太發生衝突，更產生自殺的念頭。

光希後來出現幻聽[1]，聽到很多把聲音說他沒有用、生存沒有意義，還叫他放棄自己。他還因為失業自覺被鄰居瞧不起，所以變得不想與其他人溝通，更漸漸覺得其他人會對他不利[2]。光希變得脾氣暴躁，常常失眠，自言自語，有時還有暴力行為，例如以拍打垃圾桶洩憤，甚至對太太拳打腳踢。

有一次光希想從大廈天台跳下去，幸好兒子剛巧來電，制止了他，其後太太帶他去見醫生。光希在接受治療後情況有所改善，少了幻聽和不再自言自語。

　　雖然光希還沒有找到工作，仍然樂意與人分享患病的經歷，他希望藉此鼓勵別人，遇到困難不要輕言放棄，因為凡事總有出路。他認為在香港患上精神病好像是一種禁忌，大家都迴避不討論，病人和家屬因為害怕被人歧視而保持沉默。他希望透過自己的分享，證明思覺失調病人也可以在康復後再次融入社會，回復正常生活。

1. 幻聽 (Auditory hallucination)（參 005a、007a、008a、011a）
2. 被害型妄想 (Persecutory delusion)（參 013a）

044a. 情緒與幻聽

光希失業後情緒持續低落，同時經歷內容負面的幻聽。這種幻聽可稱為與情緒一致的幻聽（Mood congruent auditory hallucination），是指在情緒病中幻聽的內容與病人當下情緒（抑鬱或躁狂）一致。與抑鬱情況一致的幻聽內容可能與內疚、死亡、個人能力或自我價值低有關，例如光希的病徵；與躁狂情緒一致的幻聽則可能與膨脹的自我價值、地位、能力、身份、權力有關，例如躁狂病人會聽到幻聽說病人是神、擁有超能力等。

幻聽的內容亦可以與病人當下情緒不一致（Mood incongruent auditory hallucination），例如被害型妄想一般並非單由負面情緒引起，但需要詳細及有仔細的臨牀評估才可作準。有時候長期幻覺及妄想帶來的困擾，會導致病人情緒低落。

045: 不由自主的浮標

小譚從小在父母的吵鬧聲中長大。長大後，父母離婚，因為她跟家人關係不好，而且性格獨立自主，於是離家跟朋友同住。不久，同住的朋友發現小譚的脾氣愈來愈大，彼此常常因小事吵架，終於相處不來，小譚便搬回家住。

小譚告訴朋友她有一位追求者，她上班時偶然會在地鐵站遇到他。小譚覺得那男子每次都望着她，所以肯定他喜歡自己，但小譚對他並沒有好感[1]。之後，小譚覺得那位追求者跟蹤她，並知道她的上班地點和在哪間公司工作。小譚感到害怕，並變得對事物敏感。

有一次，小譚在家使用電腦，看到滑鼠浮標自己移動了一下，但覺得自己的手沒有移動[2]，所以她覺得是那位追求者和同事控制着她的電腦，目的是要取得她的私人資料。她很害怕和憤怒，激動得把電腦推倒在地上，母親見狀，立即送她到急診室。

小譚在醫院治療了 1 個月後，脾氣改善了，也再沒有提起那追求者或被同事害的事。母親也發現小譚的情況改善，兩人關係也漸漸好轉。小譚康復進度很好，可以恢復工作，所以醫生也開始減少藥物劑量。

減藥兩個月後，母親發現小譚沒有每天服藥，脾氣開始變壞，後來更辭去工作，整天留在家裏。小譚在家中自言自語，又會指手劃腳，重現病發時的狀況，説那個男子真的很喜歡她，或以前同事對她不好，

又覺得電腦再一次被控制。母親很擔心，故帶她提早覆診，避免病情惡化。

1. 愛情型妄想（Delusion of Love）：認為某指定對象鍾情於自己。
2. 被控制妄想（Delusion of control）

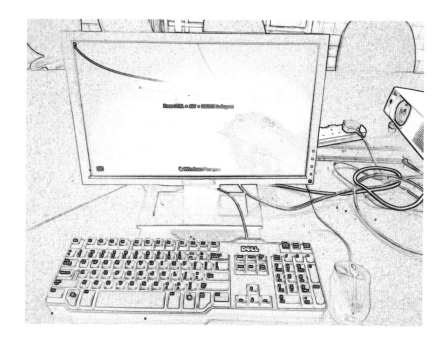

045a. 思想被外物操控

在正常情況下，一個人的動作、情感、思維都是自己控制的。但對思覺失調病人來說，他們可能會覺得自己被另外一個人、一群人或某種外力控制，自己喪失了自主權，這稱為被控制妄想(Delusion of passivity)(Frith, 1987)。例如病人可能會認為他的國家或政府控制他的行動，或幽靈在控制他的四肢；病人甚至相信無論他走到哪裏或做甚麼，控制他的物體也可以知道他的想法。有些妄想涉及身體動作和行為，而不是思想。例如病人可能認為他繞了一圈，是因為某人或某事控制他，使他這樣做；他決定走向某處，可能是由一股外來的控制力導致。

學者 Chris Frith(1987) 提出了大腦內部監察系統 (Internal monitoring system)，指大腦進行一項行動指令的同時會輸出一份副本到其他腦區，當視覺區看到了手部的前進，便和副本核對以確保一切正常，有時視覺區與副本核對後更可以作微控調整，達致完成較細微的動作。這內部監察系統可能跟腦輔助運動區 (Sensorymotor area, SMA) 有關，被控制現象和內部監察系統失調，內部副本失效導致核對的過程出亂子，如當視覺腦區收到手部伸出的訊號時，內部副本失效而取消了原本啟動手部的紀錄，就造成手部無故移動的感覺，病人從而推想到是受外界支配，產生被控制病徵。

近年來電腦與人類的關係日益密不可分，電腦成為人腦的延伸。個案中的小譚認為自己的電腦被別人控制，大腦的被動妄想對象延伸至電腦，而自己是電腦的主人，電腦被控制了，便是失去了應有的自主權，這可以稱為思想被外物操控的一種病徵。

腦內部監察系統

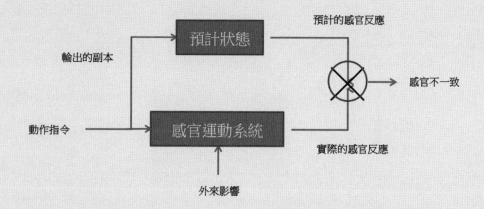

參考資料：

Frith C. D. (1987) The positive and negative symptoms of schizophrenia reflect impairments in the perception and initiation of action. *Psychological Medicine*, 17, 631-648.

第四章：治療

046: 感情失據

安娜是泰國人，學歷達中學程度，曾經歷兩段婚姻。第一段婚姻發生在17歲時，誕下一個孩子，後來安娜因覺得與丈夫相處時間甚少，又常常吵架，所以選擇到香港工作，經營餐飲生意。來港後結識了另一位異性朋友，便主動提出離婚。與第二任外籍丈夫結婚後，再誕下3名子女，但這段婚姻只維持了6年便告終。離婚原因與第一段婚姻相似，都是與丈夫的溝通和金錢上出現問題。

兩年前，安娜與丈夫關係開始變得惡劣，常因小事吵架，次數愈見頻密。有一次，丈夫因為要加班工作，未能陪伴正患重感冒發燒的安娜，因而大吵一場，自此夫妻幾乎不再談話，感情漸趨冷淡，於是辦理分居手續。她開始受失眠困擾，胃口也變差。她自己搬出來住，並開始工作。半年前，安娜出現幻聽[1]，聲音說她不值得被愛、愚蠢，並指使她去尋死[2]。安娜因此感到很害怕，工作亦受影響，後來辭去工作。同時，她懷疑身處泰國的母親「聯同」她幻聽的聲音，要害她和她的子女[3]。安娜將這事告知在香港的姊姊，事情輾轉傳到母親那裏，母親得悉後便來港照顧安娜。

安娜獨自在家中時，每聽到幻聽的聲音便會害怕得哭起來。有一段時間，安娜情緒長期低落，終日以淚洗面，又失去動力，整天躲在家中[4]，甚至曾因為擔心自己會變得失控，而想過了結生命。母親見到如此情況，便帶她看醫生。

安娜接受藥物治療後，開始能分辨幻聽的聲音不是真實的，亦漸漸覺得聲音不能控制她。她的幻聽明顯減少了，即使聲音出現，她也不會感到太害怕。可是藥物的副作用如整天昏昏欲睡、失去動力、頭疼等，一直影響安娜，令她抗拒服藥。安娜曾因不依時服藥，而再次出現幻聽，她最終亦了解到服藥的重要性。

1. 幻聽（Auditory hallucination）（參 005a，007a，011a）
2. 命令型幻聽（Command hallucination）（參 008a）
3. 被害型妄想（Persecutory delusion）（參 013a）
4. 陰性病徵（Negative symptom）（參 022a，023a）

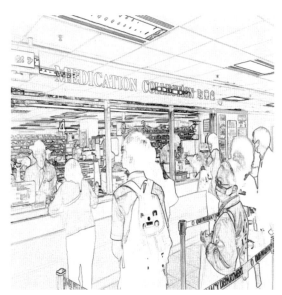

定時服藥對治療思覺失調是十分重要的。

046a. 藥物治療

藥物治療是急性思覺失調的主要治療方法，亦是控制思覺失調陽性病徵的最有效方法。按現時的科學理解，陽性病徵的出現，可能是因為腦部神經傳遞物多巴胺（Dopamine，參 001a）系統過度活躍，而抗思覺失調藥的作用則在於令腦內的多巴胺系統回復正常運作。有研究指出，約 90% 定時服用醫生處方的抗思覺失調藥的病人，其陽性症狀都能夠減退，但由於藥物副作用的關係，不少病人會選擇自行停藥或減藥，部分因而引致復發（參 049a）。

外國一項研究利用電子藥盒紀錄病人的服藥情況，結果發現 51 名患有早期思覺失調的病人中，只有 34% 完全遵從醫生的指示服藥，而這約三成的病人在服藥後，無論陽性病徵或認知功能都有明顯進步；相反，不遵從醫生囑咐的病人，其病情則沒有明顯的改善（O' Regan et al., 2012）。最近一項本地研究亦發現，持續服用抗思覺失調藥 1 年的早期思覺失調病人，其復發率 (41%) 比只服用安慰劑 (Placebo) 的病人 (79%) 低 1.9 倍 (Chen et al., 2010)。

所以病人如果對藥物有任何疑問，應就自己對藥物的反應，與醫生商討是否需要調節藥物劑量，不應自行停藥或減藥。

參考資料：

Chen E. Y. H., Hui C. L. M., Lam M. M. L., Chiu C. P. Y., Law C. W., Chung D. W. S, Tso S., Pang E. P. F., Chan K. T., Wong Y. C., Mo F. Y. M., Chan K. P. M, Yao T. J., Hung S. F., Honer W. G. (2010) Maintenance treatment with Quetiapine versus discontinuation after one year of treatment in patients with remitted first episode psychosis: Randomised controlled trial. *British Medical Journal*, 341, 4024.

O' Regan M. K., O' Donnell C., Papas A., Purcell R., McGorry P. D. (2012) High rates of medication adherence required to achieve therapeutic benefit in first episode psychosis. *Schizophrenia Research*, 81, 250.

047: 重壓下掙扎

　　文杰是三姊弟中最年幼的，他自幼用功讀書，在大學選修會計，畢業後一直在大機構裏工作。文杰工作認真，33 歲已當上投資銀行經理，前途一片光明。金融海嘯期間，全球經濟疲弱，投資銀行掀起一片裁員潮。文杰的部門首當其衝，雖然他沒有被裁掉，但他的部門只剩下四分之一員工，他的工作量因而大增。又因為他任職的公司是法資銀行，他差不多一星期有 3 至 4 晚，要在凌晨時分跟法國總公司的職員在網上開會，商討未來的計劃和報告各項目的進度，到了早上 9 時正又要回到香港公司報到。正當繁重的工作令他喘不過氣時，女朋友又跟他鬧分手，令他承受着雙倍壓力。

　　在沉重壓力下，他開始聽到一些批評他的聲音，聲音針對他的行為[1]，又怪責他工作能力低。他想知道為何有那些聲音出現，便上網搜尋資料，得悉那是思覺失調的徵狀。但他沒有立即求醫，以為過一段時間，放鬆心情，便會自然康復。直至有一次，同住的父母外出旅遊一星期，回家後發現他消瘦了不少，面色明顯焦慮。父母帶他看私家醫生，醫生轉介他往精神科醫生求助。

　　在服藥初期，文杰不習慣藥物帶來的副作用，工作時感到很疲累，整天沒精打采[2]。3 個月後，他的情況明顯好轉，幻聽不再出現，於是他便停止覆診和服藥。約 9 個月後，文杰換了工作，適應新環境帶來壓力，他再次出現幻聽，而且比第一次病發時更頻密。他再次到精神科求診，幻聽在大約 1 個月後再次消失。文杰明白到服用抗思覺失調

藥雖然會帶來副作用，但總要克服，藥物發揮效用也不是一時三刻的
事，需要耐心等候。

1.　評述型幻聽 (Running commentary)
2.　藥物副作用 (Antipsychotics side-effects)

047a. 抗思覺失調藥的演變

服用抗思覺失調藥是治療思覺失調的重要一環。典型或第一代抗思覺失調藥 (First Generation Antipsychotics, FGA) 能有效改善陽性症狀，但可能導致錐外體副作用 (Extrapyramidal Side effect, EPS)，如出現肌肉僵硬 (Pseudoparkinsonism)，甚至是出現遲發性運動障礙 (Tardive Dyskinesia, TD) 的情況。而新的非典型或第二代抗思覺失調藥 (Second Generation Antipsychotics, SGA) 相對較少出現 EPS 和 TD，但第二代抗思覺失調藥容易導致體重增加，及新陳代謝變化 (Hermes & Rosenheck, 2012)。

這些藥物主要作用在調節多巴胺的神經遞質系統。第一代抗思覺失調藥的主要藥理作用是阻擋多巴胺受體 (D2)，藥物亦影響其他系統，如多巴胺受體 D3、D4、血清素和谷氨酸系統，部分副作用便是因此而起。第二代抗思覺失調藥在 D2 的受體作用相對比較少，亦因此被認為較少產生錐外體副作用 (Stroup et al., 2003)。儘管精神科藥理學進步，但是不少病人由於藥物效用不顯著，或在抗思覺失調藥治療中出現副作用，而自行停止服藥（參 049a）。另外，部分病人經藥物治療後，仍出現症狀。抗思覺失調藥治療的反應、療效及副作用因人而異，故難以針對個別病人制定有效的治療策略。臨牀上，選擇最適合某病人的藥物，是一種實踐驗證 (Empirical) 的過程。

參考資料：

Stroup T. S., McEvoy J. P., Swartz M. S., et al. (2003) The National Institute of Mental Health Clinical Antipsychotic Trials of Intervention Effectiveness (CATIE) project: schizophrenia trial design and protocol development. *Schizophrenia Bulletin* 29: 15-31.

Hermes M., Rosenheck R. (2012) Choice of randomization to clozapine versus other second generation antipsychotics in the CATIE schizophrenia trial. *Journal of Psychopharmacology.* 26 (9): 1194-1200.

048: 第三者比我強

建文在家中排行最小，從小便是被照顧的角色，家中的長輩和同輩都對他愛護有加。他的自信一直來自十分疼愛他的爸爸。他爸爸曾是船員，見識廣博，喜歡帶兒子四處見識新事物，建文對他十分敬佩。他雖然身形較矮小，但娶得一位身形高挑的北方姑娘做太太。

建文 40 多歲時，父親因病離世，這對他的打擊甚大，使他一直情緒低落。3 年前，建文開始懷疑太太有外遇，認為太太對他的照顧，其實是假情假義。他嘗試「調查」，鎖定太太的外遇對象是替他們裝修的工人[1]。在建文眼中，那工人的身型比他魁梧，性格亦比他外向健談。建文為了進行「調查」而曠工，直至他的上司向他提出兩次口頭警告才罷休。其實他每次明查暗訪，都沒有甚麼發現。情緒的困擾令建文睡眠質素很差，脾氣愈來愈大。有一次，他當面質問太太是否有外遇，因控制不了脾氣而動手打她。太太報案後，警察因建文的情緒問題，將他轉介到精神科求醫。

服藥後，建文的抑鬱情況有所改善，早上情緒低落[2]的情況亦減少了，可是妄想並未有太大改善，建文仍然深信太太有外遇。

個案主任跟建文進行了一連串的精神健康教育，並發現他沒有準時服藥。建文說因為服藥後出現副作用，如手震、經常感到睏倦而影響工作，所以他服藥並不定時。經個案主任解釋和勸告後，建文明白藥物的重要性，他準時服藥後病情亦見改善。

　　個案主任經進一步了解後，明白建文的問題源於自我形象差。父親一直以來都是建文的自信和精神支柱，父親離世使他頓時失去生活重心。個案主任嘗試幫助他逐步重建信心，鼓勵他多參加活動，擴闊生活圈子，從與人相處中重拾自我。這過程對建文來說不太容易，因為他不習慣主動與人溝通，但經過多次嘗試，他開始建立自信，漸漸不再受太太有外遇的想法困擾。

1. 嫉妒型妄想 (Delusion of jealousy)
2. 早上情緒低落 (Morning depression)：抑鬱的一種表現，患者會在早上起來時情緒感到特別低落。

048a. 抗思覺失調藥的副作用 —— 手震

抗思覺失調藥所引起的錐外體副作用 (Extrapyramidal side effects, EPSE) 是指各種動作的疾病，如急性肌張力障礙的反應 (Acute dystonic reactions)、帕金遜症狀 (Pseudoparkinsonism)，或因服用多巴胺受體拮抗劑而無法保持靜止。這種副作用可能導致行動遲緩 (Akinesia)、手震 (Tremor) 和坐立不安 (Akathisia)。

手震是服用第一代抗思覺失調藥 (First generation antipsychotics) 其中一種可能出現的錐外體副作用。常見的手震現象有兩種：一是高頻低幅 (High frequency low amplitude)，一是低頻高幅 (Low frequency high amplitude)。前者在緊張、輕鬆、甲狀腺素過高等情況出現，後者震頻較慢（約一秒三週期），常見於錐體外系失調（如帕金遜症或抗思覺失調藥副作用）。手震會影響涉及手部細微的協調運作的活動，如書寫、使用電腦鍵盤、按琴鍵等 (Stoner et al., 2012)。

這些錐外體副作用可以用抗膽鹼能藥 (Anticholinergic drugs) 控制，也可通過減少抗思覺失調藥的劑量，或切換到第二代抗思覺失調藥去減輕 (Osser, 1995)，如阿立哌唑 (Aripiprazole)、喹硫平 (Quetiapine)、奧氮氮 (Olanzapine)、利培酮 (Risperidone) 或氯氮平 (Clozapine)。這些藥物被認為有助減少對黑質紋狀體通路 (Nigrostriatal pathway) 的影響，這意味着它們比第一代抗思覺失調藥（氯丙嗪 Chlorpromazine、

氟哌啶醇 Haloperidol 等）導致
較少的錐外體的副作用。抗膽鹼
劑是常用以緩衝錐外體副作用的
藥物，如苯扎托品(Cogentin)、
苯海索(Benzhexol)。

手震現象

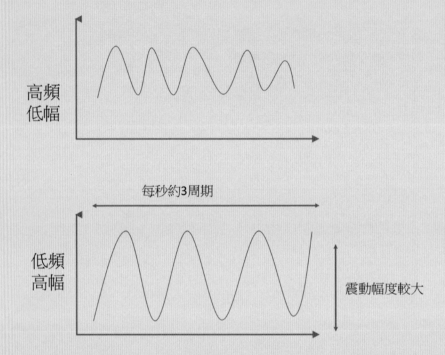

參考資料：

Osser D. N. (1995) Neuroleptic Induced Pseudoparkinsonism. *Chapter 10 in: Movement Disorders in Neurology and Neuropsychiatry* (2nd edition) Joseph A. B., Young R. R., eds. Boston: Blackwell.

Stoner S. C., Jodi A. W., Jones M. T., Farrar C. A., Ramlatchman L. V. (2012) Pharmacist-Designed and Implemented Pharmaceutical Care Plan for Antipsychotic-Induced Movement Disorders *Pharmacotherapy: The Journal of Human Pharmacology and Drug Therapy*, 20, 5, 583-588.

049: 神的召喚

曼宜信奉基督教，與父母同住，在六兄弟姊妹中排行第五。因父母為生活忙碌奔波，曼宜與他們關係一般，只與比她年長 1 歲的姊姊感情較好。小學時，曼宜向父母透露被同學非禮，事情公開後，她因為同學和其他人知道她的遭遇，開始不喜歡上學。她性格較內向，在校內朋友不多，勉強完成中三課程，便出來工作。

曼宜曾做過不同類型的工作，但每份工作都不能維持長久。她認為這是源於自己懶散、容易放棄的性格；有些工作曼宜不喜歡，於是自行辭職；也有因為曼宜工作表現未如理想而被辭退。隨着年紀漸長，曼宜明白高學歷能夠帶來更多工作機會，近兩年開始較專心工作和進修。

1 年前，當曼宜的文職工作漸趨穩定時，她卻發現子宮出現毛病。曼宜害怕別人嘲笑她年紀尚輕便出現這種毛病，所以對別人的說話開始變得敏感。有時候她懷疑同事在她離開工作桌時，偷看她手提電話的內容或移動她的物件，她間中出現幻聽[1]，聽到神召喚她並對她說話。她把事情告訴神父，在神父勸告下，她前往求醫。

接受治療後，她積極地認識所患的病，並明白到她以為是神對她說話的聲音，其實是幻聽現象。曼宜的藥物劑量不算高，副作用不大，因此對生活沒有太大影響。但當她以為自己的狀況有好轉，便自行停藥；當感到自己開始懷疑別人時，又自行服藥。幸好，她會把自行停

藥的事告訴醫護人員，經醫護人員解釋和鼓勵後，她明白定時服藥的
重要性，並願意繼續定時服藥。

1. 幻聽（Auditory hallucination）（參 005a，007a，008a，011a）

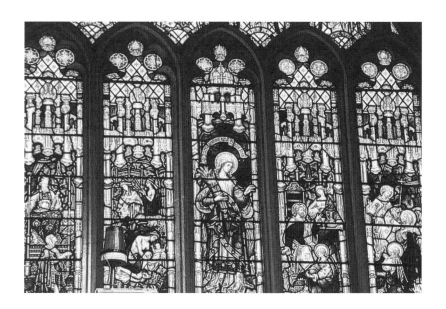

049a. 自行調藥的問題

堅持服藥是改善思覺失調徵狀和預防復發的最重要因素之一。但病人有時會因為不同的原因，如因為藥物的副作用、對自己的病和藥物的認識不夠、社會大眾對思覺失調的誤解而自我標籤等，導致自行調藥或停藥（Barrowclough et al., 2010,; Bourdeau, Theroux, & Lecomte, 2009）。這樣做可能引起復發（參055a），有機會要服用更高劑量的藥物才能重新控制病情。

自行調藥或停藥的後果可輕可重，如將藥物劑量調至過高，病人可能因副作用過多感到不適；如將藥物劑量調得過低或自行停藥，則可能導致病人繼續受病徵困擾，延遲康復的時間，更有可能引至復發。

病人應與醫生建立互相信任的關係，將自己對藥物的疑惑及反應與醫生商討，一同找出最有效的療法。一般來說，早期思覺失調的藥物療程最少為兩年，而很多人會需要較長的時間。如果治療期內沒有復發，一般可根據病人的意願和情況，與家人商討後作好準備再慢慢減藥和停藥（Malla, Rabinovitch, Cassidy, & Joober, 2009）。停藥期間，醫護人員會提示病人要注意復發的先兆，好讓病人可及時尋求協助。

參考資料：

Barrowclough C., Meier P., Beardmore R., Emsley R. (2010) Predicting therapeutic alliance in clients with psychosis and substance misuse. *Journal of Nervous and Mental Disease* 198, 373-377.

Bourdeau G., Theroux L., Lecomte T. (2009) Predictors of therapeutic alliance in early psychosis. *Early Intervention in Psychiatry* 3, 300-303.

Malla A., Rabinovitch M., Cassidy C., Joober R. (2009) The role of social support and therapeutic alliance in promoting adherence to medication in first episode psychosis. *European Neuropsychopharmacology* 19, S572-S573.

050: 如影隨形的音樂

阿歡在內地成長，自小過着無憂無慮的生活。來到香港才入學，完成學業後開始工作，從事文職工作或售貨員，但是幾次受僱都不超過半年。再次待業期間，她的心情開始低落，出現幻聽，覺得街上的人都談論她[1]。她經常聽到不存在的聲音在重複讀出她的想法[2]，例如當她想着顧客對她的怨言，便會聽到那個顧客在她耳邊說話，又有時聽到有人叫她去尋死[3]，令她感到十分困擾，慢慢她亦萌生了這樣的念頭。阿歡最後到醫院求醫。

最初阿歡對藥物的反應不錯，她明顯感受到幻聽出現的次數開始減少，她便漸漸明白之前所經歷的，都是思覺失調的病徵，因此願意按醫生指示服用抗思覺失調藥和如期覆診。但隨着藥物分量的增加，阿歡開始經歷坐立不安、經期紊亂等副作用，幻聽卻相對沒有以往減少得那麼明顯，例如有一次覆診後，她聽到有聲音對她說「為什麼醫生沒有問妳關於工作的事？」她又有播放着流行曲的幻聽[4]。因此醫生決定替她轉藥，阿歡滿心歡喜，期望幻聽可以盡快消失。可是經歷了7次轉藥後，即使加入氯氮平（Clozapine），幻聽的情況仍然沒有顯著改善。醫生明言，按暫時的狀況看來，藥物已經不能再給她更多幫助。

阿歡聽到這個消息後十分失望，很灰心無奈。她向個案服務員傾訴，個案服務員嘗試與她探索病徵對她的影響，阿歡發現，雖然她仍然經歷幻聽，但一早已經學會忽略那些聲音，盡量不受它影響。縱然，幻聽與阿歡形影不離，阿歡仍然找到自己能應付的工作，與朋友相聚，

生活跟常人無異。她明白到，要幻聽完全消失仍要花很多時間和工夫，但重要的是如何不被這些病徵限制自己的生活。現在阿歡雖然仍有幻聽，但她依然帶着希望，在康復之路上努力邁進。

1　關聯妄想 (Delusion of reference)（參 014a）
2　思維迴音（參 020a）
3　命令型幻聽 (Command hallucination)（參 008a）
4　音樂型幻聽 (Musical hallucination)：幻聽的內容是音樂，較多出現在有聽力問題的人身上，思覺失調患者中則較罕見。

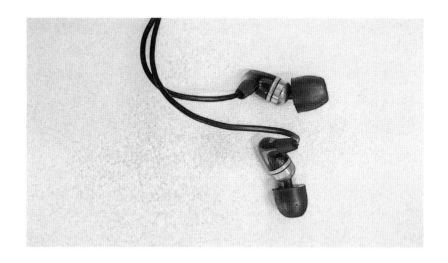

050a. 治療無效 (Treatment resistance)

治療無效一般指患者的陽性症狀，如妄想和幻覺，在接受多種藥物治療後都沒有明顯的改善。

據研究顯示 (Conley & Buchanan, 1997; Kane, 1999)，20%-45% 患有精神分裂症的患者在兩年內有限度地對抗思覺失調藥有反應，而 5%-10% 的患者更是對抗思覺失調藥沒有顯著反應 (Pantelis & Barnes, 1996)。然而，這些數字只反映第一代抗思覺失調藥的治療結果。而對第二代抗思覺失調藥，我們則需要更多數據去理解藥物治療無效的原因。

在服食兩種適當劑量的抗思覺失調藥後，倘若持續一段時間後亦不見效，醫生便會使用被廣泛認為是治療難治性精神分裂症的「金標準」藥物——氯氮平 (Clozapine)。有研究曾把氯氮平與利培酮 (Risperidone) 的成效做比較，發現氯氮平對治療難治性的成效較大 (Elkis, 2010)。

參考資料：

Conley R. R., Buchanan R. W. (1997) Evaluation of Treatment Resistant in Schizophrenia. *Schizophrenia Bulletin*, 23, 663-674.

Elkis H. (2010) History and current definitions of treatment-resistant schizophrenia. *In Therapy-resistant Schizophrenia*,1-8.

Kane J. M. (1999) Pharmacologic Treatment of Schizophrenia. Biological Psychiatry, 46,1396-1408.

Pantelis C., Barnes T. R. (1996) Drug strategies and treatment-resistant schizophrenia. *Australian and New Zealand Journal of Psychiatry*, 30, 20-37.

051: 為了下一代

美兒經歷過兩段婚姻，都沒有子女，患有精神分裂症。她自小在新加坡長大，完成小學課程後就來到香港，後來在父母安排下結婚，甜蜜的婚姻生活維持了不久就結束。離婚後，她慢慢出現失眠的問題，又會胡亂揮霍金錢，在街上看見沒有頭的人，覺得他們都像電腦遊戲中的殭屍。她也開始有幻聽，聲音威脅她去傷害途人[1]，否則聲音就會傷害她男朋友。於是她便拿着刀，到街上企圖傷害途人，最後被送往急症室。

接受治療後，美兒重新工作和生活，亦與男友一起建立家庭。由於美兒想生孩子，但害怕藥物會影響生育能力，於是要求醫生逐步幫她停藥。醫生見美兒病情已穩定下來，便接受美兒的要求。

可是，美兒失眠的問題漸漸又再出現。這次她聽到有聲音談論世界末日快要來到的事情，又着她不要告訴別人。由於世界末日與美兒的信仰相符，即使美兒知道自己上次經歷的幻聽只是病徵，她仍相信這次經歷與靈界有關。她既不願與別人談及此事，亦不覺得需要尋求醫學上的協助。可是美兒的情緒變得不穩，曾因買不到白菜而哭個不停，丈夫於是送她到醫院。

留院期間，美兒出現更多病徵，例如覺得電視新聞和雜誌裏的人呼叫自己的名字[2]；覺得平日關係良好的媽媽對自己十分吝嗇，並想奪取自己財產等，她因此在病房裏對媽媽破口大罵[3]。

　　美兒經過這次復發，認識到藥物對控制自己病情的重要性，以後她加倍留意自己服藥的情況以及是否有復發的跡象。

1. 命令型幻聽 (Command hallucination)（參 008a）
2. 關聯妄想 (Delusion of reference)（參 014a）
3. 被害型妄想 (Persecutory delusion)（參 013a）

051a.
服藥與懷孕的關係

直到目前，服食新一代抗思覺失調藥與胎兒發展的關係仍然是未知之數，因為藥物在市面上出現只有大約 10 年，藥物對胎兒發展的研究相當缺乏，所以並未確定它對胎兒發展的影響。從現時有限的研究資料 (Yaeger, Smith,Altshuler, 2006) 可知，第一代抗思覺失調藥有提高孕婦早產和嬰兒出生體重過輕的風險，而相對第二代抗思覺失調藥，其風險為中等。有研究指出 (Gentile, 2008) 第二代抗思覺失調藥增加妊娠期的新陳代謝，使嬰兒的平均出生體重顯著高於服食第一代抗思覺失調藥病人的嬰兒。

鋰 (Lithium) 是常見用於躁狂抑鬱 (Bipolar disorder) 的治療。有研究指出 (Williams & Oke, 2000) 孕婦在懷孕期間服用鋰，嬰兒有 10% 機會出現某種形式的先天性問題，對懷孕晚期也有潛在的高風險。

根據臨牀經驗，如果病者在服藥期間懷孕，醫生會考慮以下方面：
1. 母親停藥後復發的機會：大約有二至四成病人會復發
2. 會否轉用第一代抗思覺失調藥
3. 有報告 (Auerback, Hans & Marcus, 1992) 指出，當胚胎在差不多出生時吸收了抗思覺失調藥，嬰兒出生後可能出現短暫的錐體外徑症狀 (Transient extrapyramidal symptoms)。

亦有研究 (Morken, Widen & Grawe, 2008) 指出停藥與復發有

密切關係，有超過三分之二病人在停止服藥的第一年復發，有可能需要服用更高劑量的藥物，亦有病人復發後，對之前服食的藥沒有反應。因此，病人如計劃生育，應及早與醫生商討。醫生和孕婦都應衡量懷孕期間停藥所帶來的風險，以及藥物對胎兒的影響。

參考資料：

Auerback J. G., Hans S. L., Marcus J. et al. (1992) Maternal psychotropic medication and neonatal behaviour. *Neurotoxicol Teratol*, 14: 399-406.

Williams K., Oke S., (2000) Lithium and pregnancy. *The Psychiatrist* 24:229-231.

Yaeger D, Smith H. G., Altshuler L. L. (2006) Atypical Antipsychotics in the Treatment of Schizophrenia During Pregnancy and the Postpartum. *American Journal of Psychiatry*, 163:2064-2070.

Gentile S. (2008) Antipsychotic Therapy During Early and Late Pregnancy. A Systematic Review. *Schizophr Bull* (2010) 36 (3): 518-544.

Morken G., Widen J. H., Grawe R. W. (2008) Non-adherence to antipsychotic medication, relapse and rehospitalisation in recent-onset schizophrenia. *BMC Psychiatry*, 8, 32.

052: 多次復發的迷思

　　27 歲的曉欣打扮入時，渾身散發着青春氣息，看上去跟其他同齡女孩子無異。但原來年紀輕輕的她，已經歷四次思覺失調病的復發。

　　曉欣有兩個姊姊，從小到大都受到家人的寵愛。多年前，她偶然看到一些黑影，很多時候她都認為自己看錯，故沒有加以理會，漸漸忘記。雖然她學業成績一般，但上進的曉欣夢想有朝能成為建築師，憑着她不斷努力，她最終完成心願，考進了大學的建築系，畢業後還從事相關工作。

　　未料建築師的工作對曉欣來説非常繁重，而且公司人事關係複雜，令她感到壓力異常大，逼不得已辭職。在曉欣努力尋找下一份工作期間，她覺得有聲音跟她説話[1]，起初她沒有留意，但聲音出現得愈來愈頻密。之後更出現幻覺[2]，她看見身邊的人的容貌都變得像鬼怪一樣恐怖。曉欣思緒混亂，她深信一切都源於家人向她下的降頭[3]，故經常與家人爭吵，關係日趨惡化。

　　最後曉欣由家人送進醫院接受治療。數個月後，曉欣的情況穩定了。可幸的是她病發後仍持着開放態度跟朋友坦誠相對。她沒有向朋友隱瞞自己患上思覺失調，亦樂觀的按醫生處方接受藥物治療，康復進度也很理想。

　　可是，病情穩定後，曉欣以為自己能控制病情，很快便重新投入

工作。為了令事業更上一層樓，她不理家人的勸阻，還決定工餘時間供讀碩士學位。同時要兼顧工作和學業，曉欣始終抵受不住雙重壓力，繼而復發。雖然復發後她主動求醫，但病情穩定後她隨即又面對同樣的壓力。如是者，曉欣在短短兩年間復發了四次。

1. 幻聽 (Auditory hallucination)（參 005a、007a、008a、011a）
2. 幻覺 (Hallucination)（參 006a）
3. 被害型妄想 (Persecutory delusion)（參 013a）

052a. 思覺失調的病情發展

病人患思覺失調後，會經歷不同的階段。多年來各地學者分別進行了追蹤研究，探索病人的病情變化，觀察結果如下。研究中，部分病人在首次發病後病徵減退（Remission），其中只有少數不再復發。部分病人在思覺失調首發後有剩餘病徵（Residual symptom），當中有大部分的病人會經歷復發。最後，有大概少於一成病人首次發病後治療無效（Treatment resistant，參050a）。從這些數據得知，長遠的病情發展可由兩大因素去劃分：一是會否復發，其次是有否剩餘病徵。這兩個因素的不同組合構成了不同病情發展的可能性，在這些病情變化中，預防復發是重要關鍵。

思覺失調隨時間發展的各種軌跡 (Bleuler, 1978)

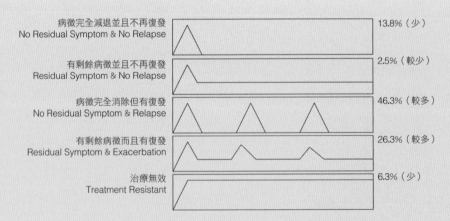

參考資料：

Bleuler M.(1978) The schizophrenic disorders: Long-term patient and family studies. New Haven, CT, US: Yale University Press.

053: 崎嶇人生路

志成是一位充滿才華的藝術家，獨個兒住在離島。雖然他有點藝術家脾氣，不懂得面對困難，亦不懂處理人際關係。但很愛家人和爸爸，信任身邊朋友和工作伙伴。

他自小跟家人在英國生活和讀書，是藝術家同時又是時裝設計師，在英國的生活一直都安然無恙。可惜他的父親患了腦退化症，連基本進食、走路及上廁所都依賴別人照顧，於是他們一家決定回流香港，讓父親治病及休養。

在一個陌生的地方開始新生活並不容易，首先他不諳中文，尤其是讀寫，只聽懂一點點廣東話，溝通上總會遇到困難。此外，由於他要長時間照顧父親，未能抽空發展自己的事業，又未能適應香港的生活方式，他逐漸感受到生活在這塊彈丸之地的壓力。

雖然生活令他身心俱疲，但他對藝術創作仍然充滿盼望，希望憑自己的能力創出一番事業，得到賞識。然而他為了照顧父親花掉了自己大部分時間，以致未能全心全意地工作，收入少，要依賴兄弟姊妹的經濟支援。在這時候，他開始有幻聽[1]，聽到別人批評他沒有才華，是社會的寄生蟲。他也認同自己一無是處，因而終日意志消沉、患上失眠、負面思想不斷湧現、質疑自己的能力，還想過尋死。

雖然他還是掙扎着活過來，並找到一份兼職工作，不過幻聽的問

題依然存在。對於工作、照顧父親或人際關係的問題，不論大小，都總覺得被批評。他甚至乎質問上天，為甚麼他的人生會比別人的辛苦？為甚麼難題總是沒完沒了，一個接一個出現？好不容易熬過了一關，又有另一個問題等着他似的？究竟這樣的路還可以怎樣走下去呢？後來，有朋友提議他去求醫，情況似乎稍為穩定下來。他服藥半年後，卻自行決定停藥，批評聲音又再次出現了。

1.　幻聽 (Auditory hallucination)（參 005a、007a、008a、011a）

053a. 康復路上再遇上

　　每個思覺失調的病人在康復道路上難免會遇上復發，卻不要輕視這情況。

1. 盡可能認識更多關於思覺失調的資訊。知識可以幫助處理障礙，它有助消除對未知的恐懼和消除精神疾病的標籤。

2. 雖然能準確地辨識較容易復發之患者，便能有效地預防復發，但是，到目前為止我們仍未能準確地找出預測復發的因素。在眾多因素中，較為準確的是病者自行停止服藥。另外，濫用藥物與復發亦是息息相關。復發時，病人的情緒往往變得不安。害怕或困惑的面部表情以及肢體動作，如搥胸頓足、來回踱步等都可能是復發的信號 (Birchwood, 1989)。

3. 患者並非孤軍作戰，若他們希望探討停止服藥的時間表，可坦誠地向醫生和家人提出，以期得到相應的支持和專業支援。

4. 多做帶氧運動及學習一些放鬆的技巧，如瑜伽和冥想。了解這些技巧，要有耐心，因為需要重複嘗試才能達至實際的效益 (Gumley & Schwannauer, 2006)。

參考資料：

Birchwood M., Smith J., Macmillan F., Hogga B., Prasada R., Harveya C. & Bering S. (1989) Predicting relapse in schizophrenia: the development and implementation of an early signs monitoring system using patients and families as observers, a preliminary investigation. *Psychological Medicine*, 19(3), 649-656.

Gumley A., Schwannauer M.(2006) Staying Well after psychosis: A Cognitive Interpersonal Approach to Recovery and Relapse Prevention. *Behavioural and Cognitive Psychotherapy*, 35 (3), 377-378.

054: 始終有你們支持

英嬌，28 歲，已婚，與丈夫及公公婆婆同住內地。

英嬌在內地出生，完成大專學業後隨父母來港。她的父親是個好賭之徒，因此她與父親關係不好，很想擺脫這個家庭。英嬌的適應能力很強，很快便能在香港找到行政助理的工作，又建立了社交圈子，常常在假日與朋友聚會。在大專同學會中，英嬌認識了一位帥氣的學長，後者被英嬌爽朗的性格吸引而向她展開追求，二人開始交往。但由於學長決定回到內地定居以發展自己的事業，兩人不願分隔兩地，便決定結婚，一同搬到內地居住。

工作方面，英嬌選擇每天往返中港兩地，仍舊在香港工作，工作表現一直很優秀。然而，英嬌在工作上漸遇到壓力，又受到失眠的困擾，後來就開始覺得同事都在討論她[1]，想把她趕離公司[2]。她在家裏又聽到很多人說話的聲音[3]，那些聲音會對話，批評英嬌的工作表現。直到一天，她相信同事要囚禁她，她要與別人發生性關係才能解決，讓她回家，於是突然在辦公室脫衣服，同事見她如此失控，便把她送進急症室。

英嬌在醫院裏開始接受治療，她對藥物的反應不錯，病徵很快就消失了。英嬌相信既然醫生讓自己減少覆診的次數，自己大概已經完全康復，於是決定在醫生建議休養期完結前回到工作崗位。英嬌的丈夫和婆婆也很接納她，在他們的支持下，英嬌正努力在康復的路上前進。

　　英嬌的情況一直很穩定，直至英嬌任職多年的公司出現轉工潮。她眼見自己的工作伙伴一個一個離去，各有發展，她心裏也不免掙扎。英嬌最後決定出外闖一闖，即使家人不同意，她相信要適應新工作環境並不困難，便毅然辭職。可是，一封又一封求職信寄出，一晃3個月，仍然渺無音訊。英嬌大失預算，心情焦急。找工作的壓力令英嬌的情緒不穩定，偶然無故哭泣，晚上睡得不酣。從前經歷的幻聽又漸漸回來，甚至再次出現妄想，最後她需要再次入院接受治療。

1. 關聯妄想 (Delusion of reference)（參 014a）
2. 被害型妄想 (Persecutory delusion)（參 013a）
3. 幻聽 (Auditory hallucination)（參 005a、007a、008a、011a）

054a.
壓力、人生事件與復發

人生每個階段裏，均會遇到不同的事件，而有些事件比較重要，有較長遠的影響，我們稱之為人生事件(Life events)。壓力和人生事件跟首次病發沒有很清晰的關係（參 030a），但跟復發率上比較明顯的因果關係。有研究發現，病人復發前經歷的事件比沒有復發的病人明顯多(Bebbington et al, 1993)，有學者指病人1年間所遇到的人生事件，能增加復發的風險(Hirsh et al, 1996)。

以英嬌為例，她沒有預期自己找不到工作，以致承受了很大的心理壓力，持續失業又累積了更大壓力，她的復發很可能與此有關。雖然壓力、事件可能會導致病情復發，但要讓病人避開所有具潛在壓力的事物，又可能會令他們失去許多精彩的生活元素，這是需要注意的。處理類似個案時，不要只鼓勵病人逃避壓力，而是要對壓力懷着合理的預期，並且引導病人掌握更多處理壓力的方法。

引致復發的因素

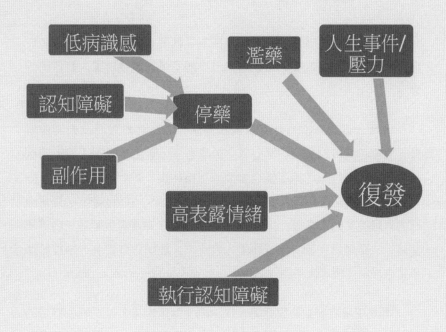

參考資料：

Bebbington P., Wilkins S., Jones P., Foerster A., Murray R., Toone B., Lewis S. (1993) Life events and psychosis: initial results from the Camberwell Collaborative Psychosis Study. *British Journal of Psychiatry*, 162, 72-79.

Hirsh S., Bowen J., Emani J., et al (1996) A one year prospective study of the effect of life events and medication in the aetiology schizophrenic relapse. *British Journal of Psychiatry*, 168, 49-56.

055 讓愛再多一點點

　　穎曦是家中的老三，一直以來認為媽媽關心兩個哥哥和妹妹多於自己，直至自己病發後，家人對自己不離不棄，才發現家人對自己的愛。

　　穎曦一直以來沒有什麼病痛和憂慮，閒時喜歡跟朋友去消遣娛樂，朋友也樂於跟這個「開心果」分享心事。直至穎曦在工作上遇到被男同事性騷擾後，她不能自制地回想這件事，漸漸地開始失眠，變得疑心重，常常覺得有人跟踪她，有很多「眼睛」在盯着她[1]，覺得自己的思想被其他人得知[2]。一次在外用午膳時，穎曦感覺到被一名男子望着，於是情緒失控，大喊非禮。最終家人把她送進醫院，她被診斷患了急性與短暫思覺失調 (Acute and transient psychotic disorder)。

　　穎曦在醫院接受治療期間，深深感受到家人（尤其媽媽）對她的關顧和愛護。母女的關係變得更加親密，她倆甚至在空閒時一起唱卡拉 OK，這是從未試過的。因此，穎曦對於自己患有思覺失調沒有什麼負面感受，反而造就了她和媽媽的關係。正正是「塞翁失馬，焉知非福」的緣故，穎曦很快便接受自己患病的事，並跟從醫生指示服藥。

　　另一方面，同事和朋友都得悉穎曦患病，他們不但沒有因而歧視穎曦，或找藉口辭退她，反而鼓勵她治癒後才回去工作。穎曦的上司甚至在她住院期間帶同鮮花和雞精來探望。有這麼多的支持，穎曦很

快便出院並重回工作崗位。放假時如常跟朋友安排豐富的娛樂節目，與家人的關係又變得更密切，一切重回生活軌道，甚至比病發前的生活更加精彩。

也許穎曦是較少數的幸運兒，同時獲得家人、朋友和公司三方面的支持和鼓勵，因此她從來沒有因為患有思覺失調而產生負面情緒。她亦不介意參與社區活動，向其他人分享自己患思覺失調的經歷，令更多人了解思覺失調病人的心路歷程，釋除不必要的顧慮。雖然穎曦曾因情況穩定並得到醫生的同意，嘗試減藥而引致復發，但她也沒有氣餒。穎曦曾經說過，她認為患上思覺失調就如患上感冒一樣，是患病了，卻能靠藥物治癒和正常地生活，因此她說：「只要不復發，吃一世藥都願意」。

1. 關聯妄想 (Delusion of reference)（參 014a）
2. 思維廣播 (Thought broadcasting)（參 020a）

055a. 藥物治療依從性

抗思覺失調藥是處理精神分裂症等疾病不可缺少的，它不僅能緩解病人在思覺失調狀態或初發期的思覺失調徵狀，而且還在康復階段裏預防復發上，發揮了重要的作用。因此，精神分裂症患者一般需要接受長期抗思覺失調藥治療，以維持穩定病情。學者不斷在藥物治療方面作出研究，希望能有更多證據，去證明藥物治療在不同的病程階段的作用，並嘗試界定藥物治療期的長短，以便制訂臨牀實踐的指引。

一般而言，初期思覺失調病人都會獲建議接受最少為期 1 至 2 年的藥物治療，病徵消失後，需要維持的時間長短則取決病人的病況，醫生一般不建議曾經復發的病人停藥，當然最終還要取決於病人的個人情況。本地研究發現 (Chen et al., 2010)，只有約兩成初期思覺失調病人停藥後沒有出現復發，說明了維持服藥的重要性。另外，進行治療期間，醫生會以平衡療效和副作用為考慮因素，將抗思覺失調藥的劑量逐漸減少到最低的有效劑量。

參考資料：

Chen E. Y. H. (2010) Maintenance treatment with quetiapine versus discontinuation after one year of treatment in patients with remitted first episode psychosis: randomized controlled trial. *British Journal of Psychiatry* 341, c4024.

Takeuchi H. et al. (2012) Antipsychotic treatment for schizophrenia in the maintenance phase: a systematic review of the guidelines and algorithms. *Schizophrenia Research* 134, 219-225.

056: **堅決走出陰霾**

　　阿豪從中三開始便失去讀書的興趣，是一名雙失青年。他整日吃喝玩樂，對未來從沒有任何計劃。在他 20 歲時，母親突然因為婚外情而選擇離開他。雖然他當時沒有太大的反應，但其實內心一直對此事耿耿於懷。

　　此後，他飽受失眠的困擾，即使是他從前最愛的網上遊戲，也引不起他的興趣[1]。他亦開始聽到有聲音不時跟他聊天[2]，起初聊些生活上的瑣事，後來聲音開始告訴他為何媽媽離他而去，又指阿豪不值得其他人愛護。另外，當他跟朋友一起外出時，他不時覺得身邊的人對他的背景、家事和思想都瞭如指掌[3]，令他感到毫無安全感。幻聽出現得愈來愈頻密，阿豪漸漸相信自己不值得被愛護。因為他覺得有人想謀殺他[4]，在恐懼之下他想到醫院可能是一個較為安全的地方，於是到急症室求助。他需要住院治療，服藥初期有副作用以及治療效果未達理想，醫生調了好幾次藥，初期在醫院，後來在門診繼續治療。經過 3 年與幻聽搏鬥，阿豪的徵狀開始慢慢消失，睡眠的質素都改善了不少。

　　出院後阿豪到便利店工作，雖然薪酬不高，但收入尚算穩定。他跟同事的關係都相當要好，假日更會相約朋友去行山、唱卡拉 OK。

　　阿豪患上思覺失調後，才發現人生有很多事情都不能預測，亦為自己年少時的任性感到後悔。他慨歎好不容易才堅持到今天，調校藥

物的過程十分痛苦。當身體適應了藥物後，阿豪對所有事物都失去了興趣，跟從前的他形成強烈的對比。有一段時間，他感到人生毫無希望，甚至起了自殺的念頭。後來接受了個案服務，阿豪明白到藥物治療的過程，亦了解到陰性病徵會令病人對事物失去興趣，才不再自責。現在他比從前更積極生活，更願意參與活動。他相信要走出疾病的陰霾，最重要還是靠自己的努力和堅持：「就算有個案服務員跟進，也要自己願意走出第一步才行。」。

1. 陰性病徵 (Negative symptom)（參 022a）
2. 幻聽 (Auditory hallucination)（參 005a、007a、008a、011a）
3. 思維廣播 (Thought broadcasting)（參 020a）
4. 被害型妄想 (Persecutory delusion)（參 013a）

056a. 認知行為治療

認知行為治療 (Cognitive Behavioral Therapy, CBT) 的理念，是針對病人思想上的謬誤，加以糾正，鼓勵病人以行動去驗證自己的想法，從而改變適應不良 (Maladaptive) 的思想，減少病人的困擾。認知行為治療多用於抑鬱症、強迫症等精神科疾病。在思覺失調的治療中，由於涉及腦部變化等生理因素，現時最常見和最先採用的，多是抗思覺失調藥治療，但認知行為治療亦有其角色。

有好幾個隨機對照實驗 (Rector & Beck, 2001) 均指出，認知行為治療能減低幻聽所帶來的困擾。長時間經歷幻聽，是一件十分令人困擾的事，而且幻聽的存在令病人無法專注日常生活裏各種活動和工作。認知行為治療可應用在改變病人對於幻聽的態度和反應，尤其是治療無效（參050a）的病人。例如病人認為幻聽對於自己的責備十分真實而感到憤怒，認知行為治療則幫助病人認識幻聽，並且學習如何控制自己憤怒的感覺，與聲音共存。

另外一方面，這種治療可幫助有妄想病徵的病人，透過訓練使病人思考更全面更多元，例如讓病人嘗試從多重角度演繹同一處境，或用妄想的內容與現實作比較（參057a），期望能減低妄想對於病人生活的影響，甚至糾正因妄想而產生的想法。

針對思覺失調的傳統認知行為治療需時較長，要每週花一小時並維持 16 週以上。目前多個國家均有學者積極探討一種較為

簡便的低強度認知行為治療 (Low
Intensity CBT, Turkington et al,
2002)，配合個案工作靈活應用，
初步果效不錯。

參考資料：

Rector N. & Beck A.T. (2001) Cognitive Behavior Therapy for schizophrenia: An empirical review. *Journal of Nervous and Mental Disease*, 189, 278-287.

Turkington D., Kingdon D., Turner T. (2002) For the Insight into Schizophrenia Research Group. Effectiveness of a brief cognitive-behavioural therapy intervention in the treatment of schizophrenia. *British Journal of Psychiatry*, 180: 523-527.

057: 不敵「假想敵」

金妹半年前與港人丈夫結婚，然後從內地來港定居。她在香港沒有朋友和親人，只能倚靠丈夫，人生路不熟，又未適應新環境，所以平常只能留在家中打理家務。自從丈夫患上肺氣腫，經常進出醫院，金妹要不獨自留在家，便是到醫院照顧丈夫，這種生活為金妹添了很大壓力，亦令她覺得很孤單。自此金妹經常失眠，還要借啤酒來幫助入睡。

丈夫病癒回家後，發現金妹脾氣有點古怪，以前溫柔的她，現在常常發脾氣，還告訴他不要外出，又把全屋的窗簾都放下來。原來金妹有幻聽[1]，聽到不同的聲音，說家人會害她，又叫她尋死去[2]，還指責她一事無成。金妹堅信家人不會害自己，但不知道為何有那些聲音，後來還覺得屋外，有不知名的人從遠處用望遠鏡窺探她，他們拍了她的照片放到網上，說她的不是[3]。為了避免再有人窺探她的生活，金妹將家裏所有窗簾都放下，每天都坐在睡房裏一角躲避。

金妹的丈夫想向她證明那只是幻覺[4]，便嘗試與她一起在網上找她的照片，最後證明了金妹的想法是錯的。

3個月之後，金妹的情況還沒有改善，她丈夫便帶她去求診。經治療後，金妹的病情有改善，她不再懷疑有人窺探她，漸漸願意拉開窗簾，還可以外出上班。然而藥物帶來副作用，令金妹覺得不適，便自行停了藥。後來她又再有幻聽，而且聲音愈來愈響亮，次數比以前

更加頻密。金妹堅持憑一己的意志力嘗試對抗幻聽，她選擇聽音樂來分散注意力，又嘗試繼續上班，但幻聽始終沒有消失。最後她還是聽取丈夫和醫護人員的建議，再次接受藥物治療。

1. 幻聽 (Auditory hallucination)（參 005a）
2. 命令型幻聽 (Command hallucination)（參 008a）
3. 關聯妄想 (Delusion of reference)（參 014a）
4. 幻覺 (Hallucination)（參 006a）

057a. 現實檢驗

有效的心理治療可以幫助控制病徵，例如了解幻聽是出於自己，而並非來自別人，又或者妄想的想法不代表現實，這些都是現實檢驗 (Reality testing) 一個重要的步驟 (Bentall & Slade, 1985)。現實檢驗是指一個人界定什麼是真實、什麼是虛假的能力。由於思覺失調是一種與現實脫節的精神狀態，病人在現實檢驗的能力較差，一定程度的現實檢驗可以幫助病人投入心理治療。

就上述故事而言，金妹覺得屋外有不知名的人用望遠鏡窺探她的生活，還拍了她的照片，放到網上，製造流言蜚語，為了避免私人生活被打擾，金妹便將家裏的窗簾全都放下。而丈夫嘗試與金妹一起在網上找照片，正是引用了現實檢驗的方法，證明了她的想法是錯的，讓她明白那只是幻覺。

現實檢驗是認知行為療法 (Beck, 1970) 的其中一種技巧。使用這種方法讓病人能夠看到自己的想法是否基於真實，或是否切合現實，明白到可以用邏輯思考去面對自己的消極思想，以代替負面情緒。

參考資料：

Bentall R. P., Slade P. D. (1985) Reality testing and auditory hallucinations: A signal detection analysis. *British Journal of Clinical Psychology*, 24, 3, 159-169.

Beck A.T. (1970) Cognitive therapy: Nature and relation to behavior therapy. *Behavior Therapy*, 1, 2, 184-200.

058: 重建信心再起步

苑華於單親家庭長大，與媽媽和弟弟相依為命，因大學升學試失敗，所以選擇了商業營運管理的副學士課程，由媽媽負擔其學費。不過她最後也沒有升讀大學，為幫補家計和支付弟弟的學費，毅然投身社會工作。

苑華媽媽非常注重工作的收入，反而不太關心苑華的興趣及前途，亦甚少過問她對工作的感受。畢業初期，苑華投身運輸公司，負責處理出入口貨物單據，不過她覺得運輸工作着重速度，要求又快又準，因此她的心理壓力很大，怕自己會出錯。她開始覺得同事都瞧不起她，在背後說她工作能力低，甚至排擠她[1]。她很害怕上班，也不想與人交往。她的情緒變得很不穩定，多了哭訴、少了笑容，晚上又經常失眠，最後她決定辭職。

之後，她試過幾份不同性質的工作，包括志願機構的項目助理、售貨員等。但都因為人際關係、收入、前途等理由而辭職。家人認為她沒有恆心，經常轉工，最長都不過六個月。於是每次轉工，家人都不看好，提到她的理想，家人都會潑她冷水，苑華媽媽對她的想法也甚少表示支持。苑華覺得自己在家中沒有地位，欠缺主導權，只

能聽從媽媽的話，令她質疑自己的能力，自信心受到很大打擊，也感到壓力沉重，對自己的未來徬徨迷失。後來她出現了被害型妄想 (Persecutory delusion) 的徵狀，經常懷疑身邊的人想害她，不過家人並不察覺。

1. 關聯妄想 (Delusion of reference)（參 014a）

058a. 重組生活

因為思覺失調影響了腦部負責策劃及動力等重要功能，對個人訂立長期目標的影響甚大。病人容易喪失生活上的方向，變得孤立、懶惰、對生活周圍的人和事沒有反應，這些都是陰性徵狀，藥物對這方面的幫助有限。

要建立個人主動性、恆心、自信，協助病人達成目標，需要心理治療的幫助，包括精神健康教育治療和生活重整技巧。前者主要由個案主任負責，針對病人的問題和需要提供輔導和資訊，後者則多以小組形式進行，主要提升病人的自信心，協助其尋找及計劃目標，發掘潛質，表達自己。為了增強主動性、恆心和自信，病人亦會參加人生歷程重整小組。

苑華所參與的是人生導向課程 (Life coaching)。其目的是讓參加者更加了解自己，認清目標，並計劃如何一步步地實踐。此技巧能針對不同人的需要，故在外國非常普遍。在工作、家庭或社交上感到困惑的人，都可以找人生導向教練幫忙，以提高人們的生活滿意度。在本地，人生導向課程首次被運用在思覺失調病人上。

很多時候，思覺失調病人都受病情影響而失去自信、動力和從前的興趣。這情況很常見，但單靠藥物是難以根治的。針對思覺失調病人的個人需要，人生導向課程以正向心理學為基礎，並着重培養個人潛能，例如對未來的盼望、抗逆力、對自我能力的

肯定等，希望能幫助病患者重整
生活規律。

在8節的小組聚會中，組員
每次都會訂立一個具體的目標，
而目標會涉及不同的生活範疇，
如家庭、工作、社交和休閒活動。
組員每週輪流匯報，自我檢討，
聆聽其他組員的分享，課程的班
主任又會慢慢鼓勵組員逐步向難
度挑戰，希望他們能發揮個人潛
能，以正面積極的態度，面對以
後的生活挑戰。

059: 我已經不像從前了

　　小媚 30 來歲，與男友相戀多年，兩人互相依賴，她覺得男朋友是生命中的「唯一」。他們發展到談婚論嫁的地步，甚至有一同置業的計劃。有一陣子，小媚的工作十分忙碌，以致大家少了聯絡，見面次數也漸漸減少，她覺得兩人的關係已經不如以前，相處不如她期望的親密，於是她主動提出分手。豈料當小媚還在為分手而傷心痛苦時，前度男友已經結交了另一位女朋友，令她感到很受傷害。大概這時候開始，她經歷到幻聽[1]，有聲音批評她，她覺得街上的人都在談論她[2]。

　　自病發後小媚病情比較不穩定，經常難以入睡。她覺得自己病發時的經歷其實是被鬼纏擾，另外，她不能分辨自己所經歷的到底是病徵還是藥物副作用，這令她很困擾。她因為自己患上精神病而對自己有很負面的看法，也很害怕自己對家人帶來負面影響，但另一方面她又很想擴闊社交圈子，尋求一班支持自己的朋友。

　　小媚自發病後對自己失去了信心，自我形象低落，向來重視工作的她因而不能上班，又因為依賴家人照顧而覺得為家人添了麻煩。她開始懷疑自己的工作和社交能力。病情穩定下來的初期，她與以前的朋友斷絕了來往，只敢與自己背景相近的人交往。小媚還覺得疾病影響她的工作能力，令思考和動作都變得緩慢，不能跟上辦公室急速的節奏。她害怕同事會知道自己的病情，又怕工作壓力會令她復發，所以一直不敢尋求工作。

1. 幻聽 (Auditory hallucination)（參 005a、007a、008a、011a）
2. 關聯妄想 (Delusion of reference)（參 014a）

059a. 自我形象低
(Low self-esteem)

社會上普遍對思覺失調患者存在一定的歧視和偏見，很多時患者會把這些偏見內化，因而對自己產生負面的看法。病後收窄社交網絡是很常見的情況，因為病人害怕偏見而避開以前的朋友，在社交孤立的情況下，其實更難重拾正常生活，以至病人進一步退縮，造成惡性循環。

自我形象低在思覺失調病人身上經常都可以見到，可能是思覺失調帶來的後果，而自我形象低亦會影響康復進度。有學者指出，思覺失調復發病人比沒有復發過的病人有更顯著更強烈的自責感和失敗感，自信心亦偏低 (Gumley et al., 2006)。這些數據指出復發對病人心理構成負面影響，因此如何預防復發和恢復自信心有密切的關係。

有研究 (Hall & Tarrier, 2003) 提出制定治療方法，以提高病人的自我形象。研究人員用一個簡單的認知行為干預治療改善病人的自我形象，結果顯示，干預治療在臨牀上帶來好處，增加病人自尊、減少思覺失調的症狀和改善社交功能。

自我形象低與康復的關係

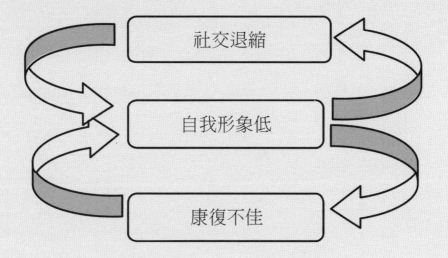

參考資料：

Hall P. L., Tarrier N. (2003) The cognitive-behavioural treatment of low self-esteem in psychotic patients: a pilot study. *Behaviour Research and Therapy*, 41, 3, 317-332.

Gumley A., Karatzias A., Power K., Reilly J., McNay L., O' Grady M. (2006) Early intervention for relapse in schizophrenia: Impact of cognitive behavioural therapy on negative beliefs about psychosis and self-esteem. *British Journal of Clinical Psychology*, 45, 2, 247-260.

第五章：康復

060: 高科技鄰居

國雄 50 多歲，是一位電子技工，與太太結婚多年，子女已長大成人，投身社會工作。他十分疼愛家人，永遠將家庭放在第一位。國雄一家居住在同一個居屋單位接近 20 年，兩年前，國雄開始被樓上噪音滋擾。據國雄和太太説，新鄰居每晚午夜時份才下班回家，每晚都會發出嘈吵的拖拉聲。可以肯定的是，國雄並不是有幻聽，因為除了國雄，他太太及其他鄰居亦聽到相同的噪音。國雄曾多次向管理處及警方投訴，但因每次有關執勤人員上門調查時，該鄰居都會停止發出噪音，假裝不在家，以致執勤人員未能採取任何行動。然後國雄每晚均被嘈雜聲音影響睡眠，精神極受困擾。

大約 1 年後，除了被噪音滋擾外，國雄開始覺得樓上的鄰居存心玩弄他。他形容對方可以利用某種高科技射擊技術，穿透天花石屎攻擊國雄[1]，刺痛的感覺如同被蚊叮[2]。他強調無論他走到屋內任何一個角落，都會被擊中。他嘗試過跟那鄰居理論，對方當然否認射擊行為。於是國雄忍無可忍，向警方投訴，但由於缺乏證據，投訴不受理。警方建議國雄去看醫生，國雄接受建議求診，並獲處方抗思覺失調藥，但由於國雄對藥物的認識不足，只是間中服藥。因此多次覆診後，國雄的妄想被害感覺[3]有增無減。國雄深感無助，要求主診醫生代去信屋宇署要求調遷，多個月後，他的申請終於獲批准。

搬進新屋的第一個星期，國雄滿心歡喜，一心以為不用再受鄰居滋擾。可惜個多星期後，那種被射擊的感覺又再出現，而且更為嚴重。

國雄形容自己的頭如同被電擊，這些感覺在晚上尤其強烈。他更相信身上的紅點是被鄰居的電擊擊中，他開始檢查太太和女兒的身體有否類似的紅點。對於搬遷後仍被騷擾，他解釋是新舊單位是可以互望的，舊鄰居依然可以利用高科技射擊他。另一個解釋是，新舊鄰舍可能是相識的，並要一同謀害他[4]。國雄愈來愈受困擾，跟家人傾訴又得不到信任，睡眠質素愈來愈差，情緒接近崩潰，工作當然受到影響。於是他向個案服務主任求助，個案服務主任安排他提早覆診。

國雄其實一直沒有按時服藥，亦不相信自己患有思覺失調。但同時間，他只想着是否跟什麼人結了冤。這一切的被害思想雖然很真實，卻令國雄摸不着頭腦。他最後決定接受醫生的建議入院觀察，調校藥物。

1. 被害型妄想 (Persecutory delusion)（參 013a）
2. 觸覺的幻覺 (Tactile hallucination)（參 010a）
3. 同註 1
4. 同註 1

060a. 病識感

事實上，很多思覺失調患者都和國雄一樣覺得自己的妄想內容（Delusion，參 013a、014a、015a）和幻覺（Hallucination，參 006a）都是真實的，不肯接納醫生或家人的解釋，否認自己患病。即使國雄對發生在自己身上的事情充滿疑問，卻仍深信不疑，可見他對自己的病的病識感（洞悉力 [Insight]）較差。根據學者分析，病識感可分為三大類，即認出自己患病的能力、對藥物效力的洞察力、將不尋常的思想或感覺標籤為「不尋常的經驗」的能力（David, 1990）。另外，有研究指出，思覺失調患者的病識感較低有三大原因：第一，源於病的本身：有學者認為病識感低是思覺失調的病徵之一；第二，因腦部神經受損而造成認知能力（Neurocognitive functioning）不足，令患者不理解自己的病。曾有本地數據指出，低病識感的首發性思覺失調患者會有持續性錯誤（Perseverative error; Chan et al, 2010）；第三，病人選擇以否認（Denial）的方式去面對疾病帶來的不安感覺（Cooke et al., 2005）。

就國雄的情況所見，他並不是未能察覺自己的感覺和想法異於平常，他懂得去求助，亦嘗試找查原因。除此之外，亦未有跡象顯示國雄的認知能力不足。他對自己的妄想和幻覺的真實性深信不疑的其中一個解釋是，可能是因為他那種像被射擊的刺痛感覺正正解釋妄想出來被害的感覺，兩者互相緊扣，令他的妄想更為鞏固，減低他對病的洞察力

（參 017a），亦可能是因為他妄想
症狀仍活躍，而低病識感可以是
病徵的其中一部分。

參考資料：

David A. S. (1990) Insight and psychosis. *British Journal of Psychiatry*, 156, 798-808.

Cooke M. A., Peters E. R., Kuipers E., Kumari V. (2005) Disease, deficit or denial? Models of poor insight in psychosis. *Acta Psychiatrica Scandinavica*, 112, 4-17.

Chan S. K. W., Chiu C. P. Y., Lam M. M. L., Hui C. L. M., Wong G. H. Y., Tang J. Y. M., Chan K. K. S., Chen E. Y. H. (2010) Relationship of neurocognitive function and impairment of insight in first episode schizophrenia. *Schizophrenia Research*, 117, 2-3, 209.

061: 家變

阿玲平日外出工作，所以僱了家傭幫忙照顧兩個年幼的女兒和打理日常家務，是別人眼中的幸福少奶奶。有一天，阿玲發現手袋無緣無故破爛了，有些衣服又不翼而飛，想了很久，認定是工人故意作弄她，把手袋弄破，又將她的衣服藏起來[1]。後來，工人更變本加厲，外出買東西花上兩個小時，故意待阿玲弄好食物才回來。

阿玲因為家傭的事向丈夫投訴，但丈夫不但沒體諒支持，反罵太太把小事誇大，弄得家無寧日。阿玲深深不忿，整天都在想着家傭如何針對她，人也變得敏感，認為家傭做的每件事都是衝着她而來的[2]。阿玲因此變得脾氣暴躁，連照顧女兒都不如從前細心，有時甚至忘記給女兒煮食。

除了家傭的事外，阿玲又發現丈夫很不尋常，時常發脾氣，又刻意迴避她。思前想後，認定丈夫一定是有外遇[3]。阿玲又為此常常哭泣，為着丈夫的不忠很憤怒，覺得不能再跟他在一起。阿玲認為丈夫已經變心，說不定會對她不利，又發現丈夫弄的湯味道比平時鹹，懷疑丈夫落藥毒害她，可能連女兒都想毒害[4]。她愈想愈怕，於是鼓起勇氣到醫院驗傷，希望可以告發丈夫。她把這件事告訴姐姐，在姐姐的陪同下去看醫生。經檢驗後，發現阿玲身體一切正常，並沒有中毒的跡象，於是獲轉介精神科跟進。

阿玲的醫生相信阿玲認為工人針對她或丈夫有外遇等，都是妄想

症的病徵，要服抗思覺失調藥。雖然阿玲並不認為自己有思覺失調，但在家人的勸告下，都定時服藥。可是，阿玲對丈夫愈來愈不滿，認為真的沒法跟他一起生活，終於獨自搬回娘家，然後每天到丈夫家探望兩個女兒。其後，阿玲更加單方面申請離婚。由於阿玲的精神狀態及情緒不穩定，醫生建議阿玲暫緩離婚申請，待她的精神狀態穩定後才作決定。可是，無論醫生和家人如何勸阻她，阿玲都一意孤行鬧着要離婚，並找來律師替她辦理手續。

阿玲已接受近兩個月的治療，可是她的妄想徵狀並沒有改善，脾氣繼續暴躁，不可理喻，雖然家人百般遷就，然而很微不足道的事情都能觸動她的神經，令她大吵大鬧。醫生於是處方另一種藥給她。兩個星期後，阿玲突然搬回家與丈夫女兒同住，又單方面撤銷離婚申請，情緒平伏了不少，人都變得健談。阿玲回想丈夫有外遇的事，覺得可能是自己想得太多，又覺得丈夫不如從前般討厭，可以繼續與他相處，一家的關係反比從前更融洽。

1. 關聯妄想 (Delusion of reference)（參 014a）
2. 同註 1
3. 嫉妒型妄想 (Delusion of Jealousy)（參 015a）
4. 被害型妄想 (Delusion of persecution)（參 013a）

061a. 病人下決定的能力

從醫學及法律的角度出發，醫生判斷病人有否下決定的能力時，會平衡病人的自主權和對病人的最佳利益(Wong & Scully, 2003)。而病人下決定的能力足夠與否，會因應個別事件或時間及其後果而有所不同。病人能決定今天穿什麼衣服，卻未必有能力為購買房屋做合適的決定；病人亦可能有能力決定其財務安排，但未必有能力決定接受治療的安排。這樣看來，評估病人下決定的能力並不簡單，醫生會根據以下的評估標準：

1. 明白事件的能力

醫生會考慮病人有沒有能力明白某件事件，包括明白事件的內容 —— 病人是否明白「離婚」是什麼一回事，能否衡量其好處和壞處。這個能力跟病人本身的智力及認知能力有關，又或會受精神病（如思覺失調）所影響。

2. 對於相關資訊的理解

醫生會考慮病人的病徵會否影響其判斷能力。例如，一名妄想症病人認定丈夫不忠，而主動申請離婚，她與丈夫的關係是重要的考慮條件，但她只能在妄想狀態下理解二人的關係，如此，可以說她失去了作決定的能力。

3. 衡量不同的資訊以作決定

病人有能力衡量不同的資訊，以達到一個合理的決定，這項評估着重病人作決定的過程是否有合理的基礎。

4. 表達決定的能力

病人需要具備表達其決定的能力，但這個能力會因為溝通問題（如思考障礙（Formal thought disorder））或者猶疑不決而受到影響。

參考資料：

Wong J. G. & Scully P. (2003) A practical guide to capacity assessment and patient consent in Hong Kong. *Hong Kong Medical Journal*, 9, 284-289.

062: 舞動的牙齒

美琳性格開朗活潑，交遊廣闊，她從小就不愛讀書，亦自知不是讀書的材料，中五畢業後，為求有一門手藝，便去學化妝。10 年過去，美琳憑着一雙巧手，與朋友合資開辦工作室，替客人化妝及拍照。她不單事業上薄有成就，更結交了男朋友，感情要好，關係穩定，然後共同購買一所房子，共赴同居。

美琳覺得與男朋友的感情穩定，大家又有一定經濟基礎，便計劃結婚。為了當個漂亮新娘，美琳前去箍牙，希望以最佳狀態出嫁。自箍牙後，美琳感到牙齒會 360 度旋轉，咬合不暢順，牙齒更傾斜生長，頂着口腔內側[1]。因為牙齒的問題，她甚至感到雙頰深陷，影響儀容，嚴重打擊了她的自信心。美琳為了牙齒的問題跟牙醫理論，但都不得要領，因為牙醫多番檢查後都沒有發現她的牙齒出問題。美琳的情緒開始變得不穩定，有時哭泣，有時因為無法向牙醫討回公道而變得非常憤怒。牙齒的問題令婚期被逼延後，美琳更加對那個牙醫恨之入骨。

之後美琳的情況變得更差，她常處於緊張的狀態，行路失去平衡，說話又詞不達意，又對家人說她要幹一些事，才可以令世界和平[2]。家人發現她行為古怪，例如她躺在地上滾動又大叫，又把頭撞向牆。家人發現她精神異常，急召救護車送她入院。但美琳在急症室裏否認自己精神異常，又拒絕入院接受治療。最後，經醫生評估她的精神狀態，認為其紊亂行為可能對自身安全構成危險，經家人同意下，醫生根據《精神健康條例》強制美琳留院治療。

　　留院期間，美琳不願意服藥，醫生處方了針劑的藥物，每 4 個星期注射一次。幸好美琳對藥物反應良好，牙齒異常的感覺消失了，情緒亦回復平靜。住院 4 星期後便出院了。可是，美琳對自己患有思覺失調始終不置可否，出院後，拒絕繼續接受藥物治療，病況一直未有好轉，常常感到緊張，偶爾亦會向家人投訴自己的牙齒在傾斜生長。

1. 醜狀畏懼症（Delusional dysmorphophobia，參 013a 之註釋）
2. 誇大型妄想 (Grandiose delusion)：指患者對於自己的能力、身份、知識等都有誇大了的想法。

062a. 強制住院治療

根據香港法律，當一個人精神狀態紊亂，以致對自己或其他人的人身安全構成危險時，有關人士（如：精神科醫生）可基於安全理由，行使《精神健康條例》賦予的權利，強制精神異常者入住精神科醫院，接受觀察及治療。由於整個程序需要填寫三份表格，故又稱強制住院為「Form 1 2 3」程序。

精神健康條例第 31(1) 條

Form 1：是要求將病人轉送精神病院羈留和觀察的申請書。申請人可以是病人家屬、社工、護士或醫生，該人士必須在 14 天內見過病人；

Form 2：是支持申請將病人轉送精神病院羈留和觀察的醫生證明書，由有經驗的醫生簽署，該名醫生一般為精神科醫生，並必須於 7 天內檢查過病人；

Form 3：是由區域法院法官或裁判官授權將病人轉送精神病院羈留和觀察的命令，由法官審閱 Form 1 及 Form 2 後，同意並簽署。

根據這項條例，授權裁判官將病人轉送精神病院，為期不超過 7 天。而該條例亦容許病人會見該區域法院法官或裁判官。

精神健康條例第 32 條

Form 4 是延長羈留期以作觀察的醫生證明書，當兩名醫生均認為該名病人有需要羈留精神病院內一段期間，接受觀察、調查和治療，便可以填寫表格，經區域法院法官加簽，病人的強制住院治療可延長至每次不超過 21 天。

精神健康條例第 36 條

　　Form 7 是關於精神病紊亂的醫生證明書，病人在 Form 1, 2, 3 及 4 的 28 日內，精神病況未有好轉，經過兩位精神科醫生評估，認為病人需要繼續接受住院治療，而該名病人又拒絕轉為自願申請入院，兩位醫生填妥表格並由法官加簽，該名病人便要繼續留院接受治療，直至康復出院為止。但病人亦可以通過「精神健康審裁組」申請出院。

參考資料：

Hong Kong Legal Information Institute. (2012). Hong Kong Ordinances. Retrieved from http://www.hklii.hk/eng/hk/legis/ord/136/

063: 無名病痛

志明在香港出生及讀書，雖然個性較為文靜，但仍有數個交心的同學。中五會考成績未能讓他在港繼續升學，家人籌謀後，決定送他到英國讀書。志明不負眾望，完成了學士課程後回來，並找到一份令人羨慕的工作，成為會計師。志明成為專業人士，收入優厚穩定，每逢假期便到處旅遊，他說要好好見識這個世界。

4年前，志明發覺樓上的鄰居，總在晚上發出聲響，似乎是拉動椅子，又像波子跌在地上，令志明徹夜難眠。志明嘗試與鄰居理論，又曾經召喚警方，希望能處理問題，但都不得要領。這個情況持續了數年，令志明變得很暴躁，情緒不穩定。

志明隨後開始出現咳嗽徵狀，即使到處求醫，都未能治癒。另外，他全身感到莫名的疼痛，做了身體檢查也找不出原因。身體不適令志明決定離開工作多年的崗位，專心養病。最初志明認為只是身體出現問題，但毛病久久未能根治，又找不出原因，志明唯有尋求另類治療。他相信自己被「落降頭」[1]，以致身體一直出現毛病[2]。為了逃避邪術的影響，志明向住在馬來西亞的叔叔求助，希望找到「解降」的方法，但叔叔根本不曉得邪術之事。於是志明前往英國找他姐姐，希望可以在異地擺脫邪術。但事與願違，志明的健康情況還是沒有好轉。

志明認為走到世界任何一個角落，都不能避免邪術的影響，最後決定返香港生活，起碼那裏有他親愛的家人陪伴在側。志明又想，只

有香港政府有能力影響這個世界，認定是香港政府施邪術毒害他[3]，即使他無法解釋政府的動機。隨着疼痛持續，志明這個想法愈趨牢固，甚至認為身邊有政府派來的人監視他，令他活在監控下。

　　志明每晚只能睡 3 至 4 小時，精神狀態一直都很差，於是向醫生求診，希望能改善睡眠質素。經過醫生評估和解釋，他願意接受社工提供的精神健康教育服務。社工解釋了他的身體不適其實跟妄想有關，而妄想是思覺失調的一種病徵，又利用「脆弱程度與壓力」模型 (vulnerability-stress model) 去解釋其病發原因，並鼓勵志明接受藥物治療，在親人及醫護人員鼓勵下，志明初步的藥物治療反應理想，他也開始認識精神病，了解如何保持精神健康。

1.　降頭術是巫術的一種，坊間謠傳降頭術可用來操控別人的想法和行動。
2.　被害型妄想 (Persecutory delusion)（參 013a）
3.　同註 2

063a. 精神病與文化影響

不同地方的文化都影響着病人如何描述其精神健康的狀況，東方國家比西方國家對精神病存在更多的歧視（Furham & Wong, 2007）。所以，東方人會將一些精神病的病徵歸咎為身體毛病，或者會責怪病人及其家人，甚至會認為患病是因為病人、家人或其祖先的行為所致（Ngai et al., 2012）。東方人亦會認為精神病人是高度危險的，正正因為這些思想，社會傾向控制社區內的精神病人，將精神病人與外界隔離。有些亞洲國家甚至視精神病人及其家人為可恥的，這種現象在中國人的社會裏更加明顯。中國人認為家人患有精神病是件丟臉的事，這些觀念影響着中國人接受精神病治療的態度。

由於中國人較少用言語直接表達個人感受，他們往往以身體的毛病來表達，例如「心」痛等，他們傾向借身體毛病描述自己的精神狀況（Somatization）。如以上個案，病人受到長期身體不適影響，並無法找出病源，這些病徵可能是由於心理問題所導致的。身體化徵狀令中國人更難分辨真正的身體毛病和心理因素導致的身體化徵狀，這影響着病人對疾病的病識感，和接受藥物治療的態度，最終影響治療的效果。

參考資料：

Furnham A. & Wong L. (2007) A cross-cultural comparison of British and Chinese belief about the causes, behaviour, manifestations and treatment of schizophrenia. *Psychiatry Research*, 151, 123-138.

Ngai A., Bozza A., Zhang H., Chen C. & Bennett P. (2012) Transition between cultures? Beliefs and attitudes of British and Chinese young adults living in China and the UK towards mental health disorders. *International Journal of Culture and Mental Health*, 1-15.

064: 自我標籤

蔚心今年 40 歲，任職公司高層，是典型的事業型女性。從小到大，她對自己的要求都很高，每事都力求完美，是同事和朋友眼中的女強人。

兩年前，因為人事問題和工作壓力，蔚心心情開始低落，脾氣變得暴躁。幾個月後，她覺得自己能洞悉別人的想法[1]，所以同事處處針對她。未久，她開始懷疑有人竊錄她的電話對話，而電視的情節也好像在影射她一樣[2]。蔚心為此受盡精神困擾，最後未能堅持下去，選擇辭職。可是惡夢沒有因此停下來，她開始覺得有把聲音無時無刻都跟隨着她[3]。在家人的勸說下，蔚心終於求診，並證實患上多疑性精神分裂症 (Paranoid Schizophrenia)。

一個月後，透過藥物的幫助，蔚心的徵狀開始慢慢消失，甚至可以照顧家人。但是，蔚心的心情並沒有改善，而且整日把自己困在家中，拒絕與外界接觸。原來，蔚心知道自己有思覺失調後，便在網上搜尋有關的文章和報導，希望更加了解自己的病情。後來發現很多病人要一輩子服藥，或從此不能再工作，所以對自己的未來感到絕望。另外，蔚心的朋友大多數是專業人士，有頗高社會地位，她為此感到自卑，不敢向他們透露自己的病情，以免遭人白眼。

蔚心對於自己的病，除了倚靠醫生幫助，又會嘗試從不同途徑獲得更多資訊。雖然這表示蔚心能夠更留意自己的病徵，能更具體告知

醫生實況，從而對症下藥；但另一方面，蔚心亦容易從網絡上得到片面的資訊，對病產生誤解。後來，經個案服務員解釋關於思覺失調的正確知識，例如病發的成因、痊癒機會、藥物效用、普遍性及病發率等，蔚心明白到有很多情況相近的同路人，自己的病亦不是無法治癒的。慢慢地她更願意和朋友結伴參加關於思覺失調的健康講座和義工活動，間接幫助她釋除自卑感和對思覺失調的標籤印象。

1. 誇大型妄想 (Grandiose delusion)：指患者對於自己的能力、身份、知識等都有誇大了的想法。
2. 關聯妄想 (Delusion of reference)（參 014a）
3. 幻聽 (Auditory hallucination)（參 005a、007a、008a、011a）

064a. 標籤效應

標籤效應(Stigmatization)或污名化(Stigma)是指人對某群組成員的特徵加以標籤辨別,又將負面的屬性加諸標籤上,將人分門別類,最後產生令該群組的地位受損及被歧視的現象(Link & Phelan, 2001)。大眾對於精神病人有標籤印象,其中放諸思覺失調(如精神分裂症)的標籤效應比其他精神科疾病(如抑鬱症)嚴重。曾有本地研究指出,大眾普遍認為精神分裂症的病人有暴力傾向、是難以預測的(Tsang et al, 2003)。

標籤效應對病人的生活往往造成破壞,例如因為病人的身份失去工作機會或被同事孤立等。病人甚至因而內化標籤效應,令自我形象受損,影響情緒。標籤效應亦會蔓延至家人,嚴重影響家人的生活(參 069a)。但內化了的標籤效應是可以處理的,透過精神健康教育加強病人對疾病的理解,並建立面對思覺失調的正確態度。而透過公眾教育,可使大眾更了解思覺失調,減低社會性的標籤效應。

去除標籤效應(De-stigmatization)是一項重大但困難的工作,目前對於如何去除它有不同的見解,有學者認為標籤源於知識缺乏,而教育是去除標籤最合理的對策。但亦有學者質疑這論點,指出加深對疾病的認識(如精神健康專業人員)並不一定能淡化標籤。另一方向是向大眾推廣最新的治療科學知識,但效果未經證實。目前最有效的方法是加強大眾跟病人的直接接觸,讓大眾與病人對話,明白與

他們相處並非可怕的事（Couture & Penn, 2003）。增加大眾跟病人融洽共處的機會，是去除標籤效應不可缺少的環節。

參考資料：

Couture S. M. & Penn D. L. (2003) Interpersonal contact and the stigma of mental illness: A review of the literature. *Journal of Mental Health*, 12, 291-305.

Link B. G. & Phelan J. C. (2001) Conceptualizing stigma. *Annual Review of Sociology*, 27, 363-385.

Tsang H. W. H., Tam P. K. C., Chan F. & Cheung W. M. (2003) Stigmatizing attitudes towards individuals with mental illness in Hong Kong: Implications for their recovery. *Journal of Community Psychology*, 31(4), 383-396.

065: 平安難尋

靜兒年約 40 歲，單身，獨居。中五畢業後一直在公營機構工作，工餘參與紀律部隊工作 10 多年。為人慢熱但好動，也有幾位從中學就認識，較為親密的朋友。兄弟姊妹各一名，她排行中間，亦成為家中兄弟姊妹間的「和事佬」。

靜兒一直跟家人同住，8 年前與母親多次爭吵後，決定搬離家人。剛開始獨自生活時，她感到不太習慣，因為每天回家只有自己一個人，有點孤單寂寞。

在工作方面，靜兒一向與同事相處融洽。自從 3 年前一名新同事入職，靜兒覺得這位同事想害她。原因是一次那位同事請她吃東西，她吃了後感到不適。自此之後，靜兒開始懷疑同事在食物中向她下毒[1]，因此她不再帶飯上班，天天出外午膳，並自備清水。

另外，靜兒覺得公司的電腦向她傳電，甚至她的椅子也會傳電，因此她用紙張墊着椅子坐，並盡量避免使用電腦。靜兒又會在身上貼上自製的防電貼，避免觸電。與此同時，靜兒覺得紀律部隊的成員針對她[2]，因此她減少出席部隊的工作和聚會。這些事情靜兒一直有向妹妹傾訴，只是妹妹沒有特別留意。

靜兒想到要獨自面對生活各種問題，開始擔心自己的將來。一個晚上，靜兒一時想不開，企圖自殺不果，被送入院，於是開始接受治

療。出院後，她的被害感覺減少了，她願意飲用公司的水，也再沒有用紙張墊着椅子坐，但偶爾仍會擔心同事謀害她。她亦開始重拾以前的興趣和多參與活動，如跑步、與朋友結伴旅行，一切進展良好。

可是差不多 1 年後，靜兒感覺自己沒有病，藥物對她又沒有甚麼幫助，於是自行停藥。之後，那種傳電的感覺又回來了，她再次在身上貼自製的防電貼。此時，她正需要接受婦科手術，這給她添了壓力。身體和精神上的煎熬再次令靜兒受不了，最終她選擇自行了結生命。

事後靜兒的家人透露，她一直沒有平安的感覺，這全是因為病徵所致，可惜家人沒有給予足夠時間安慰和了解她的情況。自從靜兒出院後幾個月，她跟家人接觸少了，大多透過電話聯絡。家人一直知道她的古怪想法，只是缺乏對思覺失調的認識，所以愛莫能助。

1. 被害型妄想 (Persecutory delusion)（參 013a）
2. 關聯妄想 (Delusion of reference)（參 014a）

065a. 預測自殺的風險因素

引致思覺失調病人產生自殺念頭的因素中，有 3 種比較明顯：

1. 一般心理因素

思覺失調病人對將來可能感到絕望、消極。思覺失調後抑鬱（Post-psychotic depression）並不罕見，有大約五成患者有這現象。一般在早期徵狀消退後的幾個月出現。而抑鬱出現與否，則在於病人的病識感（參 060a）有多強，並且怎樣看待患病的事實，如病人認為思覺失調令他失去了人生目標、社會地位、經濟能力、社交支援，甚至令他蒙羞，便會造成情緒低落、自責、絕望等抑鬱徵狀。

2. 與疾病相關的心理因素

比較衝動及有外控傾向（External attribution）—— 有外控傾向的人慣常將事情原因歸咎於外在因素，如環境等，患者受到這種心理因素影響，容易認為自己無力改變現況和將來發生的事，因而造成絕望感，增加自殺風險。

3. 臨牀因素

在病發 6 個月後對疾病認識愈多，4 年後出現抑鬱症狀（Crumlish et al, 2005）的機會愈大。

有自殺念頭的病人不一定會將念頭轉化成行動，但這仍是預計自殺風險的指標。自殺的計劃包括方法、時間、地點、先處理自己的資產、留下遺言等細節，雖然有一些自殺行為是基於衝動，事先沒有計劃，但一般來說，自殺的計劃愈仔細，實踐的機會愈大。約一半有自殺傾向的病人曾經有行動嘗試自殺，企圖自殺

的紀錄是眾多因素中，最能顯示
病人有自殺傾向。此外，有學者
提出了一些自殺的先兆，例如：
失眠、情緒低落、體重下降等，
而當中以對病感到絕望的風險因
素最高（Barrett et al., 2010）。

參考資料：

Barrett E. A., Sundet K., Faerden A. et al. (2010) Suicidality in first episode psychosis is associated with insight and negative beliefs about psychosis. *Schizophrenia Research* 123: 257-262.

Crumlish N., Whitty P., Kamali M., Clarke M., Browne S., McTigue O., Lane A., Kinsella A., Larkin C., O'Callaghan E. (2005) Early insight predicts depression and attempted suicide after 4 years in first-episode schizophrenia and schizophreniform disorder. *Acta Psychiatrica Scandinavica*, 112, 449-455.

066: 身不由己的媽媽

麗嫦 45 歲，已婚，育有一名女兒，正就讀小學，兩母女感情相當要好。雖然麗嫦學歷不高，但會督促女兒做功課、溫書，讓她參加興趣班，也不會過分強逼她追求學業成績，只求她生活愉快。麗嫦掛心女兒，經常帶她周圍遊玩，不過，由於麗嫦的精神情況一直反覆無常，令女兒非常擔心。

麗嫦經常聽到樓上的鄰居說她和女兒的閒話：「扭大喇叭，要她知道自己有思覺失調。」「她又在酒樓教女兒做功課，她有這種本事嗎？」「她的女兒很棒嗎？又奪表演獎嗎？！」這些「閒言閒語」對麗嫦來說都是非常真實的，彷彿有人無時無刻在她耳邊說話一樣[1]，令她非常困擾。

就如其他從未患過思覺失調或不認識這病的初發病人一樣，麗嫦認為這些聲音是鄰居的對話，而且非常真實，因而與鄰居的關係逐漸惡化，而且她對身邊的人都抱着懷疑態度，不輕易信任別人。麗嫦確信真的有人知道她的生活行踪，並在背後談論她[2]；她並未想到是自己的精神出現狀況，即使家人帶她去見醫生，她都未能接受自己患病，需要靠藥物控制幻聽和妄想。

有一晚，麗嫦聽到有一班黑社會在談論她和她的女兒。似乎有好幾個人，由樓梯逐步走近他們的住處，腳步聲之外還有說話：「一會捉她的女兒，不過不可以殺死她，要虐待她，慢慢折磨她至死為止！」

麗嫦非常害怕，不知所措，自覺一介弱質女流難以抵抗一班黑社會大漢，唯有和女兒躲在房間內。但聲音愈迫近，愈覺走投無路，又不想女兒遭到痛苦的折磨，一下子想到唯有先了結女兒的生命，之後再自殺。於是她拿出了一把生果刀，企圖殺死女兒。女兒被媽媽勒住頸項，便大叫，在房外的姨媽知道事情不妙，立即用鎖匙開門救出侄女，而麗嫦則被送院治療。

外人看來，這個媽媽或許真是狠心，但麗嫦一向疼愛女兒，當刻知道有人要傷害自己至親時，情非得已，才選擇一條絕路。女兒亦理解到媽媽受到病徵的影響才會企圖傷害她，她知道媽媽最疼她，表示不會因此而害怕媽媽。麗嫦接受治療後，意識到當時所聽到的對話和腳步聲都是假的，如果起初對思覺失調有更多認識，及早求醫，定時食藥，控制着幻聽及妄想等徵狀，其實這次事件是可以避免的。

1. 幻聽 (Auditory hallucination)（參 005a、007a、008a、011a）
2. 關聯妄想 (Delusion of reference)（參 018a）

066a. 自殺與早期介入

一項本地調查指出，自香港思覺失調服務計劃推出後，病人的自殺死亡率為 1.1%；相比沒有思覺失調服務的患者的自殺死亡率為 3.4%。(Chen et al, 2011) 亦有外國學者指出，這類服務計劃可鼓勵病人及早尋求協助，減少自殺機會。這類計劃除了提供精神健康教育、為患者精神狀態作出評估，並會推動他們在社區內重新投入原有的生活。由於這類服務計劃超越了患者要在門診才能接受評估的限制，計劃中的個案主任能為患者在社區內提供較適時的評估，並提供支援如情緒支援、心理輔導、向患者及家人提供緊急應變計劃等等，有效降低了早期思覺失調病患者的自殺率。但是，防止患者自殺仍然是一項非常嚴峻的挑戰。

有研究 (Dutta et al, 2010) 指出，在病發 10 年後患者的自殺風險比一般人仍高出 4 倍，顯示持續評估的重要性。辨別各種令早期思覺失調病人產生自殺念頭因素，能夠加強辨別有自殺傾向的病人。其他可能有效的干預策略，包括針對絕望情緒和衝動的心理干預、提供較全面的身心照顧服務，以及協助患者規劃前路等，對長遠預防自殺能作出有效幫助。

參考資料：

Dutta R., Murray, Hotopf M., Allardyce J., Jones P. B., Boydell J. (2010) Reassessing the Long-term Risk of Suicide After a First Episode of Psychosis. *Archives of General Psychiatry*. 67, 1230-1237.

Chen EYH ; Tang JYM ; Hui CLM ; Chiu CPY ; Lam MML ; Law CW ; Yew CWS ; Wong GHY ; Chung DWS ; Tso S ; Chan KPM ; Yip KC ; Hung SF ; Honer WG. (2011). Three-year outcome of phase-specific early intervention for first-episode psychosis: a cohort study in Hong Kong. Early Intervention In Psychiatry, 5(4): 315-323.

067: 我的藍色世界

阿昌是一位 50 多歲的司機，跟太太一起生活多年，沒有子女。4 年前阿昌目睹好朋友自殺，自此，心情好像過山車一樣起起落落，還出現幻覺和幻聽。

他說他心情不好的時候，會聽到很多把聲音說他沒有用[1]，因為當年他差一點就可以救到朋友，聲音也對他說：「不如跟我們一起在下面玩？」「你不如去死吧！」有時候還聽到去世的朋友跟他說話。除了幻聽外，他常常突然看到眼前變了一片藍色[2]，所有人和物件都是藍色的。他形容藍色的人都是死去的人，每一個人都是來害他的，目的就是想帶他到極樂世界去。除了藍色世界外，他工作時，有時突然從倒後鏡見到一些已去世的朋友，坐在車後排跟他說話，他會假裝鎮定，但有時也控制不住情緒，要停車休息一會。還有一次覆診時，突然見到一群穿着民族服裝的小朋友，在醫生旁邊唱歌跳舞和向他揮手。他感到害怕，但嘗試保持冷靜，不敢告訴醫生，擔心會嚇怕醫生。

他覺得這些不平凡的經驗是不可告人的，因為沒有人會相信他。其實他自覺不必要看醫生，接受藥物治療只是為了不想太太擔心。他又不想讓醫護人員和社工跟進他的個案，所以常常拒絕探訪和問候。在他眼中，所有人都是因為想知他的故事而來的，目的就是要寫報告。他也覺得醫護人員和社工跟太太是同一伙的，而太太特別喜歡向他們投訴他。故此，他常常與來探訪的人產生誤會和起衝突。還有一次，醫護人員和太太都認為他需要入院，不過他不同意，還激動得想揮拳

打他們。最後經過醫護人員耐心解釋，他明白到如果病人拒絕接受治療，有需要的話醫護人員可以強制送他入院，他才自願接受治療，並跟從醫生的指示服藥。

1. 幻聽 (Auditory hallucination)（參 005a、007a、008a、011a）
2. 思覺異離 (Dissociation)（參 035a）

067a. 暴力傾向與思覺失調

電視劇經常把精神科疾病患者描述成有暴力傾向的人，尤其是思覺失調患者，以增加劇情張力，加上傳媒大肆報導思覺失調病人的新聞，甚至刊登偏頗失實的評論，又或者將暴力案件與「疑似精神病」等字眼扯上關係，令普羅大眾多會相信精神分裂症患者是暴力和危險的。但事實是否如此呢？

實際上大部分犯有暴力罪行的人都沒有患嚴重精神病，而精神分裂病人大部分都沒有暴力傾向。甚至那些在街上胡亂攻擊、殺害路人的人，他們大多數都沒有精神病記錄，或者在犯案時根本沒有病發。要識別思覺失調患者中暴力風險較高的少數，是不容易的。一項整合分析顯示(Large & Nielssen, 2011)，有些因素會增加首發性病人有暴力行為的風險，如犯罪記錄、濫藥等。除了醫護團隊需要謹慎評估病人有否暴力行為外，還需要加強公眾的相關意識，以減低標籤效應，讓病人容易融入社會。

參料資料：

Large M. M., Nielssen O. (2011) Violence in first-episode psychosis: A Systematic Review and Meta-Analysis. *Schizophrenia Research*, 125, 209-220.

068: 總想你體諒

偉明今年 40 歲，是一名補習社老師。10 年前，他因為女朋友懷孕而結婚，家人一直反對這宗婚事，認為偉明違反了社會的傳統禮節，成為學生的壞榜樣。可是為了負起為人父親的責任，偉明決定要與當時任職律師的女朋友共同撫養孩子成人。孩子出世後，偉明漸漸覺得同事在他背後竊竊私語，說他為人師表卻未婚生子，有違道德規範。他又認為同事取笑他是小男人，要靠太太賺錢過活。偉明飽受精神困擾，因此無法專心工作，而且經常失眠，甚至有自殺傾向。

偉明嘗試跟太太傾訴，但太太工作實在忙碌，未能理解丈夫的困擾，認為他只是工作壓力太大而已。偉明於是嘗試堅持工作，但情況變得愈來愈嚴重，他甚至覺得連學生都開始談論他的家事[1]，上司亦因此經常針對他[2]。最後偉明忍受不了，便前往求診，可惜太太一直堅信偉明只是未能承受和處理工作壓力，才導致失眠，因而不贊成丈夫求診。經過主診醫生和個案服務主任的勸喻，她終於能放下對思覺失調的成見，陪伴偉明求診。可是當偉明的情況稍為好轉，為免讓偉明跟社會脫節，她便勉強他立刻重投工作。

原來家裏大小事務差不多都由太太作決定，而偉明的意願只是次要考慮。為了避免爭吵，偉明大多順從太太的意思。可是他心裏其實一直耿耿於懷，認為太太未能體諒他的處境和掙扎，亦從不會過問他的感受。

偉明最終又回到補習社工作，但他明顯還是受病徵困擾。加上他任教的學生開始要升中，故上司和家長都表現得非常緊張，這為偉明帶來沉重的壓力。未久，他便向補習社申請病假，夫妻更因此大吵了一場。

1. 關聯妄想 (Delusion of reference)（參 014a）
2. 同註 1

068a 家屬介入服務

對於思覺失調病人而言，人際關係在康復路上顯然很重要，家人、朋友和同事的支持可以影響深遠。一般來說，急性的思覺失調（參 032a）病人享受較佳的支援，而漸進性的病人得到的支援相對較差，因為突發的轉變較容易被了解為疾病引致，較緩慢的病發通常被誤會為性格上的轉變。思覺失調病發初期，家人一般十分關注病人的情況，願意花時間精力去扶助病者，但這情況不一定能持久。如果家人得不到應有的支援和資訊，便要長期承受巨大壓力，久而久之，身心俱疲（Burnout），或退縮而不願意面對問題，或放棄病人，最壞的情況是家人採取不健康的處理疾病態度，例如迴避問題或否定患病，甚至制止病人求診和接受治療。

家中有人患上思覺失調時，會給整個家庭造成壓力，構成負擔（Bulger, Wandersman & Goldman, 1993）。家人需要擔當照顧者的角色，除了日常生活外，更要處理病人的情緒行為，解決病人的經濟困難，平衡生活的各方面，以及處理受影響正常的家庭生活（Cornwall & Scott, 1996; Ip & Mackenzie, 1998; Sun & Cheung, 1997）。加上家屬亦可能不太理解病人的情況，容易怪責他們的情緒行為，出現過分表達情緒（High expressed emotions， 參 070a）的行為，又或者對於病人的情況產生內疚感。要同時面對那麼多生活上的改變，並會遇上許多困難，卻可能缺乏支援，他們會承受相當大的壓力。這些照顧病人的擔子會導致家屬的生活質素下降，精神健康受損（Wong et al, 2004）。

　　家屬介入服務能為家屬提供心理教育、與病人相處技巧、減壓方法、朋輩支援等，期望可以減低疾病帶來的壞影響。如果家屬與病人保持關係良好，給予病人適當的引導，家屬也可作為醫護團隊的一分子，協助病人康復。尤其對於年輕的病人來說，家人的影響力十分大，因此有需要加強對家人的支援和教育。

參考資料：

Bulger W. M., Wandersman A., Goldman C. R. (1993) Burdens and gratifications of caregiving: appraisal of parental care of adults with schizophrenia. *American Journal of Orthopsychiatry, 63*, 255-265.

Cornwall P. L. & Scott J. (1996) Burden of care, psychological distress and satisfaction with services in the relatives of acutely mentally disordered adults. *Social Psychiatry and Psychiatric Epidemiology*, 31, 345-348.

Ip G. S. H. & Mackenzie A. E. (1998) Caring for relatives with serious mental illness at home: The experience of family caregivers in Hong Kong. *Archives of Psychiatric Nursing*, 12, 288-294.

Sun, S. Y. K., & Cheung, S. K. (1997). Family functioning, social support to families, and symptom remittance of schizophrenia. *Hong Kong Journal of Psychiatry*, 7, 19－25.

Wong D.F., Tsui H.K, Chen E.Y. and Chiu S.N. (2004) Family burdens, Chinese health beliefs, and the mental health of chinese caregivers in Hong Kong. *Transcultural Psychiatry* 41(4), 497-513.

http://www.academia.edu/185334/What_do_carers_of_people_with_psychosis_need_from_mental_health_services

http://www.ipep.hk

069: 因信任走向康復

阿玉，30 歲，中五畢業，失業中，與家人同住。

阿玉兒時在內地生活，曾經被同學欺凌，來到香港生活後，學業成績只屬一般。阿玉性格喜愛獨個兒，除了哥哥外，沒有什麼朋友。她常常將自己與成績優異、成功考進大學的哥哥比較，覺得自己成績很差，又會不由自主地想起以前被欺凌的日子。在中四的考試後，全科不及格的阿玉，躲進廁所大哭，雙腳不由自主地踢，又不斷在搯自己，原來她看見幾個白影閃現在她身上[1]，所以她嘗試以此方法消滅幻覺。她相信同學、老師、家人都常常盯着她[2]，企圖對她不利[3]。後來她入院接受治療後，陽性病徵很快就消除了，但情緒偶爾不穩定。

阿玉說她看見代表她家人的影子，覺得很恐怖。在個案主任探問下，阿玉說不喜歡家人要她做事。個案主任發現阿玉母親偶然會以「連妹妹也能做到」的口脗，將阿玉和有學習障礙的妹妹做比較。媽媽經常因為阿玉患病而不信任她的能力，於是生活中大大小小的事都替她作主，令阿玉當時寧願繼續留院，也不願意回到失去自主權的家中。

阿玉明白要爭取到更多自主權並非一朝一夕的事，但她不知道自己哪方面讓媽媽感到不值得信任，是以不知該如何着手。阿玉除了想有自主權，還希望建立自己想要的人生方向，希望可以一步一步達到目標。雖然阿玉遇上的問題看似來自於父母、家庭，但其實阿玉媽媽亦覺得無助、無奈，在阿玉病發後所付出的努力、照顧她的辛勞和所

承受的壓力其實也需要被肯定。有一天，阿玉的媽媽發現自己出於好意的說話，由於自己的表達方式而令阿玉難受，於是逐漸改變語氣。阿玉嘗試表達自己的想法後，阿玉媽媽即使覺得阿玉的能力不及，亦開始嘗試從小處讓她自己作主，二人之間的溝通和關係慢慢改善過來。阿玉的情況亦在家人的關心、支持下繼續進步。

1. 幻覺 (Hallucination)（參 006a）
2. 關聯妄想 (Delusion of reference)（參 014a）
3. 被害型妄想 (Persecutory delusion)（參 013a）

069a. 患者家屬的心路歷程

在香港，由於樓價高企，很多人被逼與父母同住，其實家庭環境對一個病人康復很重要，尤其在病發的初期。由於對思覺失調理解不深，甚至怕被歧視，家屬可能會否認家人患病及感到失落。

病人在患病後需要適應，家人亦然。多數家人初期對思覺失調認識有限 (Wong et al, 2004)，因此難免對病人有很多誤解，甚至將自己一向對精神病人的標籤加諸於家中病人身上，常見的情況例如：將失去動力等陰性症狀（參 022a）當作是病人懶惰的特質；又或者如阿玉的媽媽認為女兒是病人，所以能力變得很差，並且沒有進步的可能，不值得信任。這些情況容易令家庭內氣氛緊張、不愉快，無助於病情之外，更影響病人和家人的情緒，以及彼此之間的關係。

家人亦可能會「內化」(Internalize) 公眾對精神科疾病的偏見，例如認同病人是奇怪的、病人的價值比其他人低等觀念，以致形成連帶的標籤效應 (Affiliate stigma)，譬如因為自己是病人的家屬而覺得很丟臉、自覺低人一等，甚至因此減少與其他人接觸，令家人的精神健康也受不良影響 (Mak et al, 2008)。

這是許多患者家人都會經歷的過程，他們需要時間去了解病人的情況，慢慢加深對病的認識，摸索與病人相處之道，學習如何在病人的康復路上提供支援。而阿玉的例子展示了當病人和家人的關係改善了後，對於病人的病情是有正面幫助的。

參考資料：

Wong D. F., Tsui H. K., Pearson V., Chen E. Y., Chiu S. N. (2004) Family Burdens, Chinese Health Beliefs and the Mental Health of Chinese Caregivers in Hong Kong. *Transcultural Psychiatry*, 41, 297-513.

Mak W. W. S. & Cheung R. Y. M. (2008) Affiliate stigma among caregivers of people with intellectual disability or mental illness. *Journal of Applied Research in Intellectual Disabilities*, 21(6), 532-545.

070: 和諧編織安全網

永祥 59 歲，為家中的次子，單身，現職為跟車工人。本來與媽媽和哥哥同住在一間 200 多呎的公屋，環境非常擠迫，但自從哥哥成家立室後，情況更惡劣。

哥哥一家由於經濟問題，未能在外置家，要跟弟弟及媽媽同住。遇着永祥因失業而多留在家裏，4 個人同住 200 呎的斗屋內，可說是完全沒有私人空間，彼此間磨擦自然多了。只要大家能互相遷就忍讓，問題還可解決；不過世事總沒那麼理所當然，由於生活空間狹窄加上相處不來，永祥經常與大嫂吵架，他因而得了情緒病和幻聽[1]。

永祥本身性格較為暴躁，而大嫂亦非常情緒化，兩者都互不相讓。大嫂對永祥的態度更是愈來愈差，經常責罵他「沒用」、「廢人」，永祥受不住大嫂的人身攻擊，不時有傷害他人和自殺的念頭及舉動。永祥曾經試過忍無可忍，衝進廚房拿刀子，想要傷害大嫂，目的只想她不要再冷嘲熱諷，傷害他的自尊心，永祥亦試過因此走上天台，企圖一躍而下。

但媽媽經常陪伴永祥，並且留意他的情緒變化，特別是在危急的時候，媽媽會分隔正吵得面紅耳熱的永祥及大嫂，制止他們傷害對方。媽媽又經常開解和聆聽永祥的心事，提供有一個抒發感受的渠道。

除了這些暫時性的措施及監察以外，個案主任又與永祥及家人商

討其他更長遠的方案，以有效地改善居住環境和他的情緒。另外，媽媽的身心健康對支持病人的精神健康亦非常重要；因此，個案主任同時注意着家人的情緒並且提供心理支援。

1.　幻聽 (Auditory hallucination)（參 007a、008a、008a、011a）

070a. 過度情感表達
(High expressed emotion)

理論上，一個過度情感表達的家庭可以令思覺失調患者的病程惡化 (Jackson et al., 1990)。其 3 個範疇包括敵意 (Hostility)，過度情緒參與 (Emotional over-involvement) 和批評性的評論 (Critical comments)。

1. 敵意

對患者的敵意是一種消極的態度，因為家人誤以為病人的行為是可控制的，是病人選擇走一條不好走的路。家人這樣想，會容易指責病人。

2. 情緒過度介入

當家人責怪自己令患者患上思覺失調，任何負面的事情發生都歸咎在自己身上，而不是源於疾病本身。家庭成員顯示了過分的耐心和無序的關注，或因為感情過度投入，容易失望和發怒，造成過大壓力，可能引致患者復發。

3. 批評意見

批判態度是敵對情緒與過度參與的組合。患者家人明白這種疾病是患者不能完全控制，但仍對他們有負面的批評，以為批評可帶來改善，而不能達到預期效果時則更加深批判。

過度情感表達的家庭成員表現為敵對的、情緒過度介入的、不寬容病人的。他們覺得這樣的態度能幫助患者。他們不僅批評患者的疾病，也批評他們的其他行為。過度情感表達的家庭比低情感表達的環境更容易引致復發。

患者其實跟一般人無異，他們也需要家人的支持和體諒。家人如帶有情緒化或負面情緒的溝通會影響他們的病情。因此，尊重思覺失調患者的生活和私人空間是十分重要的。

家人選擇過度情感表達的反應亦可能是不由自主的，治療團隊要從容處理，不要捲入過度情感表達的相處模式，務求以身作則，向家人示範如何適度表達關懷和給予病人適當的空間。日間病院或康復活動有助增加家庭以外的愉快經歷，家庭行為治療則可以改善過度情感表達，但需要投入大量人力和時間，因此未能廣泛使用。

參考資料：

Jackson H. J., Smith N., McGorry P. (1990) Relationship between expressed emotion and family burden in psychotic disorders: an exploratory study. *Acta Psychiatrica Scandinavica*, 82, 3, 243-249.

071: 重拾生活軌跡

國光今年 32 歲，是家中的長子，有兩個妹妹。他出身小康之家，中學畢業後，便隻身遠赴美國求學，修讀機械工程。回港後一直在一家工廠當工程師，工作了 7 年，但他認為工作沉悶，欠挑戰性，於是放棄了工程師的工作，到一間非牟利機構擔當活動計劃助理。直至 4 年前，他辭去了非牟利機構的工作，以自由身的形式接洽不同工作。

工作上，國光一直未能取得成就感，亦未能達到父母心目中的期望。他對自己事業不滿意，以致經常失眠。直至 3 年前，國光開始覺得自己被跟踪[1]，跟踪他的人包括警察、黑社會人物和間諜等，認為他們都受到在工廠工作時的老闆指使。過了不久，國光便開始聽到陌生人呼喚他的名字[2]，並在早上 5 至 6 時的時段聚集在他家樓下，說他的不是，內容更涉及一些淫褻和誹謗成分。這些經歷令他一直心情低落，並感到無助，於是他向社工求助。經社工評估後，他被到轉介精神科門診就醫，並開始服用抗思覺失調藥。在過去 1 年的服藥過程中，國光遇到不同的副作用，例如：坐立不安、眼瞓、手震等，而醫生亦為他轉了數次藥和調較了份量，但他依然有幻聽和妄想的情況。雖然次數逐漸減少，但國光仍感到十分困擾。

現在除了準時服藥外，在空餘時間國光多參加了社交活動，希望能夠結交多些朋友，減低空虛感。另外，他亦參加了生活導航課程 (Life coaching)，在 10 堂的課程中，他為自己訂下目標，推動自己在生活各方面作出改變，務求能更積極和正面地生活。完成課程後，他對課

程的評價頗高，認為自己在社交和空餘活動上克服了一些前所未有的挑戰，令他份外滿足。雖然他沒有十足信心能夠維持下去，但他認為那是一扇門，讓他重新認識自己，突破一直以來給自己的既定生活模式。此刻病情雖然一直未有重大好轉，但在生活上，他開始找到自己的軌跡，並在空虛無助時，懂得透過一些活動來宣洩鬱悶，讓自己享受生活，重整了他過往的生活模式。

1. 關聯妄想 (Delusion of reference)（參 014a）
2. 幻聽 (Auditory hallucination)（參 005a、007a、008a、011a）

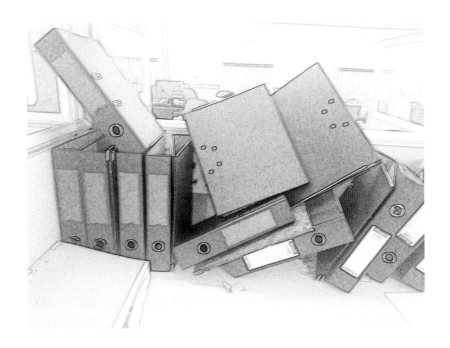

071a. 康復的意義

思覺失調是由於多種先天、後天的因素導致腦部出現容易受損的缺憾，加上外在因素誘發而產生的病。這缺憾不能完全復原，而缺憾的根源已在早期發育時出現，對很多病人來說，這個事實很難接受，因為內在因素不能完全消除，令病人容易感到絕望。

每一種病的康復過程都不同，有些病簡單直接，如骨折，骨骼組織會再生長並回復骨折前的功能；但如果骨折後發現有遺傳性因素影響，令骨骼變得脆弱，而骨折只是這遺傳因素的後果，骨折好了骨頭脆弱依舊。康復在這情況中便不能簡單地解釋為「回到原有的狀態」了。

「康復」(Recovery) 一詞有不同的意思，它有「重新」(Re-) 和「擁有、佔有」(-covery) 的意思，即是回到以前狀態的意思，中文裏較準確的說法是「病好了」。很多早期思覺失調患者確實有這個康復的期望，但對多數患者來說，這種病其實較接近因脆弱而導致骨折的情況，需要隨病情變化，發展出更貼近個別情況的康復概念 (Lam et al, 2011)。有近代學者提倡一些令人鼓舞、正向的康復概念，有助改善病人及社會對思覺失調的消極看法，如正向心理學等。其他學者對思覺失調的康復定義則不同：

Larry Davidson（精神病研究員）及 John Strauss (1990) 指出康復涉及以下幾方面：

・ 發現一個更積極的自我；
・ 增強內在自我；

- 把理想中的自己付諸實行；
- 喜歡自己；
- 這整個過程發現自己潛在的能力，而不是自己能力不逮。

Peter Chadwick（診斷患上精神分裂症，心理學家和作家）（2007）則指出：

「思覺失調的康復是一段個人的旅程，需要有各種各樣的治療供病患者去選擇。」

參考資料：

Chadwick P. K. (2007) Peer-professional first-person account: schizophrenia from the inside - phenomenology and the integration of causes and meanings. *Schizophrenia Bulletin* 33: 166-173.

Davidson L. & Strauss J. S. (1990) Sense of self in recovery from severe mental illness. *British Journal of Medical Psychology* 65: 131-145.

Lam M. M. L., Pearson V., Ng R. M. K. et al. (2011) What does recovery from psychosis mean? Perceptions of young first-episode patients. *International Journal of Social Psychiatry* 57: 580-587.

072: 莫名其妙的經歷

　　文健年約 30，是一位時裝設計師，生於小康之家，與父母同住，是家中的幼子，有兄姊各一名。他與家人疏於溝通，曾獨居近 10 年，因發病才搬回家。他性格較為內向，從小到大沒有很多朋友。

　　文健雖然讀書成績平平，但相比之下較姊姊好，所以家人對他有所期望。文健亦盡力進修，希望不令家人失望。中學畢業後文健只能半工讀，日間上班，下班後上課進修，最終取得學士學位。之後，文健卻因未能承受工作壓力而失眠和情緒低落，更曾經萌生自殺的念頭。

　　辭去工作休息了數月，他又再投入新工作，慢慢回復舊有日工夜讀的生涯。大概在這時候文健開始聽到有聲音說他沒出息[1]，叫他自殺了事[2]，而且他相信學校的同學對他有敵意，想加害他[3]，因此他懷着非常複雜的心情面對工作和學業的壓力。

　　有一天，文健受到幻聽指使，走上天台打算自尋短見。雖然最終沒有自殺，但文健卻因為相信他的同學想逼害他，一時忍不住氣，拿着筆指責某位同學，最後亦用筆傷了他。事件發生後，警察介入，文健最後自願入醫院接受治療。

　　文健一直不多跟別人提及他的病情，亦不多願意重提以前的經歷。個案主任跟他訪談期間，他總推搪說不記得，不想提，說過去的事重提也沒有意思了。經多次追問，文健顯得不快，最終只回應：「我

也不知道發生了什麼事情！」而他的回應顯然帶着無奈和憤怒。

1. 幻聽 (Auditory hallucination)（參 005a、007a、008a、011a）
2. 命令型幻聽 (Command hallucination)（參 008a）
3. 被害型妄想 (Persecutory delusion)（參 013a）

072a. 康復模式

「我也不知道發生了什麼事情？」是病人其中一種面對患病經歷常有的反應，他們不願多提患病的經歷是可以理解的。試想像，當病人知道因為自己有病而做出某些怪異行為，或擁有奇怪想法，可能會令他們覺得丟臉和蒙羞。所以如何給患病經歷賦予意思，使病人接受患病的事實是不容易的事情。

融合式 (Integration) 和封存式 (Sealing over) 的康復模式在臨牀醫學上被視為兩種截然不同的康復模式，兩種模式與患者的認知和社交功能有密切關係 (McGlashan, 1987)。文健所採取的是封存式，採取這種方式的人一般對患病意識較差，他們想淡化精神病症狀對他們的意義和影響，對自己的病缺乏好奇心和了解，對患病採取逃避態度。這些患者比採取融合康復模式的患者參與治療服務的次數相對少。採取封存式的患者一般在安排約會、與醫護人員建立關係和尋求協助方面比較困難，有些更會拒絕接受治療或相關輔助服務。相對來說，採用融合康復模式的患者較勇於正視自己患病的現實，他們可以討論疾病及面對治療，對疾病的知識較全面，但較容易因此而覺得沮喪或失去希望。由此可見，正面面對疾病需要額外勇氣及支持。

有學者指出 (Tait et al., 2003)，有些患者當病情稍為緩和及對病的了解加深後，有機會放棄封存式的康復模式，並嘗試採取融合式去接受自己的病。總括而言，融合式為較理想的康復模式，患者可清楚了解自己病發的來龍去脈，並以更適合的方法去處理。

參考資料：

McGlashan T. H. (1987) Recovery style from mental illness and long-term outcome. *Journal of Nervous and Mental Disease* 175, 681-685.

Tait L., Birchwood M., Trower P. (2003) Predicting engagement with services for psychosis: insight, symptoms and recovery style. *British Journal of Psychiatry* 182, 123-128.

073: 迷你債券的苦主

蔚心是一位已過退休年齡的家庭主婦，一直以來與丈夫的關係良好，盡心盡力撫養 3 名子女，有時也會兼職清潔工作來幫補家計，因此兒女、媳婦和女婿都很敬重她。

直至幾年前，蔚心因為兒女陸續成家立室，因體諒他們日常開支隨之增加，所以打算用自己的積蓄作投資，希望能賺到一些生活費，以減輕兒女的負擔。縱然她不太認識股票金融，但也聽從銀行職員廖先生的游説，將畢生儲蓄都用來購買迷你債券[1]，結果隨着該迷你債券公司的倒閉，她的積蓄也化為烏有⋯⋯

蔚心一生腳踏實地去工作賺錢，因此十分後悔將積蓄拿去投資，更連累已屆退休年齡的丈夫，逼着重操故業來維持生計。每當想到這些，她的情緒便持續低落，幾年來，每晚都難以入睡。直至兩年前，蔚心得知部分迷你債券苦主獲得賠償，而她卻連通知也沒有收到，開始憂慮自己最終得不到任何賠償，她的情緒、精神狀態也開始惡化。晚上失眠時，她開始出現幻聽，聽到銀行職員廖先生鼓勵她再投資，清晨時份又會聽到廖先生喚她起牀追債[2]，令她的情緒波動起來，偶爾會激動地隔空責罵廖先生，叫他不要再欺騙她這個婦孺。另一方面，蔚心開始參加由其他苦主組成的團體，每天長途跋涉到銀行總行去示威抗議。家人發現蔚心的精神狀況日漸變差，於是帶她去看醫生。最後蔚心被診斷患上帶有思覺失調病徵的抑鬱症 (Psychotic Depression)。

　　初期蔚心對抗思覺失調藥（Antipsychotics）的反應不差，服藥後精神狀況穩定下來。但由於蔚心不時要與銀行討論賠償細節，職員的態度和談判內容往往刺激到她的心情，即使每天定時服藥，幻聽依然每晚困擾着蔚心。

　　經常示威及與銀行周旋，給蔚心帶來情緒困擾，她也因此忽略了生活裏其他值得珍惜的人和事物，幸好她最終亦能發掘一些她所看重及能為她帶來正面情緒的生活元素，包括：重拾昔日興趣──與丈夫上酒樓飲茶、一起重遊昔日拍拖的老地方、到公園做運動、與孫兒見面等，使蔚心有更大的動力改變以遊行示威及追討賠償為中心的生活。

　　經過 1 個月的努力，蔚心到銀行總部示威的次數從每天 1 次減少到每星期只參與兩三次，其餘時間她會跟丈夫結伴到不同地方閒遊，享受天倫之樂，她的情緒問題亦因此大大改善。最令人鼓舞的是，蔚心的幻聽次數減少了，幻聽的內容亦變得模糊，睡眠質素得到明顯改善。蔚心表示現在當聽到廖先生的聲音時，不會再理會他，會繼續抱頭大睡。

　　由此可見，除了藥物的幫助外，行為習慣上的改變，如多參加社交活動以及有規律地做運動，都可幫助病人減輕情緒上及病徵上的困擾，增加正能量去面對日常生活上的挑戰。

1.　迷你債券是信貸掛鈎票據（Credit-linked note）的俗稱，是一種高風險的金融衍生工具。迷你債券的發行人需先成立一間空殼公司，然後再向投資者銷售一些信貸掛鈎票據。發行人利用客戶的資金投資，賺取證券定期產生的現金流，而客戶則可收取利息。

2　幻聽（Auditory hallucination）（參 005a、007a、008a、011a）

073a. 生活習慣與康復

思覺失調病人比一般人更容易同時出現身體健康的問題，有學者提出 (Samele et al.,2007)，這往往是與他們的生活習慣有關。其研究指出，不少思覺失調病人都有抽煙和不良的飲食習慣，而且他們可能因藥物的副作用而食慾增加，以致易胖，甚至因失去動力而缺乏運動。不少研究已證實，運動可令身體製造更多安多酚 (Endorphine)，令人產生愉悅的感覺。

有長期跟進思覺失調個案的數據顯示 (Dutta et al., 2012)，思覺失調病人的死亡率較一般人高。一般人以為思覺失調患者的死亡原因多為自殺，但其實他們都會因其他致命疾病如癌症而死亡。患者因病死亡的機率比一般人高，因為他們精神異常，較少留意自己的健康狀況，增加了其他疾病的病發率。另外，患者可能因表達能力的限制，求診時未能向醫生清楚描述自己的狀況，一般普通科醫生可能難以判斷病情，未及為患者作徹底檢查，這點值得多加注意 (Ellis et al., 2007)。

最近一項本地研究 (Lin, 2011) 比較了瑜伽、帶氧運動（走路和踏單車）和欠缺運動對早期思覺失調患者的影響。結果發現，患者連續 12 星期有規律地參與瑜伽或走路，無論其陽性、陰性思覺失調徵狀，抑或藥物難以改善的認知功能（包括記憶力和專注力），都比沒有持續運動的患者有明顯的改善。因此，增加體力活動不但可以改善身體健康和提高生活質素，更可改善心理健康。

參考資料：

Dutta R, Murray RM, Allardyce J, Jones PB, Boydell JE. Mortality in first-contact psychosis patients in the U.K.: a cohort study. *Psychol Med.* 2012 Aug;42(8):1649-61.

Ellis N., Crone D., Davey R., Grogan S. (2007) Exercise interventions as an adjunct therapy for psychosis: a critical review. *British Journal of Clinical Psychology* 46, 95-111.

Lin J. X. (2011) The impacts of yoga and exercise on neuro-cognitive function and symptoms in early psychosis. *Schizophrenia Bulletin* 37, 171.

Samele C, Patel M, Boydell J, Leese M, Wessely S, Murray R. Physical illness and lifestyle risk factors in people with their first presentation of psychosis. *Soc Psychiatry Psychiatr Epidemiol.* 2007 Feb;42(2):117-24.

074: 輕鬆走下去

　　阿志的故事要從他中學畢業說起。阿志中五會考成績欠佳，又沒有興趣繼續進修，便毅然投身社會。他到了一間壽司店當學徒，憑藉勤奮好學的態度，工作表現良好，備受老闆賞識，數年間便晉升為壽司師傅。阿志跟其他年輕人一樣，工餘愛跟朋友唱卡拉 OK，到酒吧玩樂，也會賭馬，生活過得安穩又多姿多采。由於人緣好，工作又勤力，阿志的老闆邀請他到澳洲一起去闖天下。才 20 多歲的阿志，天不怕，地不怕，拿着一張機票，便隻身到澳洲開創自己的事業。可惜，事情並不如阿志想像般順利，原來老闆並沒有為阿志安排工作簽證，在一次突擊巡查中，阿志被捕，以非法工作的罪名被判入獄數星期。

　　刑滿出獄後，阿志無法再逗留澳洲生活，唯有回到香港老家，可惜不幸的事並未因此而結束。阿志回到香港後，整個人都變了，他從前開朗活躍，現在變得沉默寡言，整天把自己困在房裏，有客到訪也懶得招呼，而且疑神疑鬼的說有閉路電視監視他，所以要把屋內的窗簾全拉上，還胡言亂語，跟空氣說話。更甚的是，阿志在生活細節上變得很散漫，媽媽要經常提點他去洗澡、剪指甲、吃飯等。阿志的自理能力愈來愈差，連朋友也沒有聯絡，更不用說要他外出工作。大家都說阿志變了，可是他的媽媽不肯面對現實，經常對大家說阿志很正常，沒什麼大不了。家裏的人沒有辦法，只好任由阿志繼續待在家中。這麼一待，就是 10 多年。

　　有一天，阿志不知為什麼坐車去沙田，他望着城門河急促流動的河水，受着幻聽的影響，聽到一把聲音跟他說：「跳下去吧，跳下去就會舒服了！」阿志像着了魔一般，一躍而下。待他回復知覺時，已躺在威爾斯醫院的病牀上，一條腿動彈不得，打了石膏，醫生說阿志跳橋時雙腳先着地，因此雙腳受了傷，如果是頭先着地，便早已沒命了。除了腿傷外，醫生更說阿志患有思覺失調，要待腿傷穩定後治理。可幸的是，阿志對抗思覺失調藥反應良好，服藥後，幻聽消失了，不再覺得有人監視他，又願意跟人溝通接觸。在病房住了個多月，便出院回家了。

　　阿志服用抗思覺失調藥後，思覺失調的病徵已完全消失，協助他找尋工作及融入社會成為個案工作的重點。阿志希望重回壽司店工作，於是他到一個壽司店自薦。當他被問及以往的工作經驗時，因他不知如何交代失業 10 多年的經歷，所以未能獲聘。這樣又過了 1 年，阿志開始考慮其他工種。他參加了伊利沙伯醫院為精神病人開設的再培訓課程後，找到一份清潔工作，雖然工作性質跟壽司師傅截然不同，但工作時間穩定又輕鬆，阿志覺得很適合他。再培訓課程畢業時，他還邀請媽媽跟哥哥參加他的畢業禮，整個家庭都歡喜快樂。

　　除了找到工作，阿志在其他生活方面亦有所改變。因腿傷的緣故讓阿志認識了幾個同樣需要接受物理治療的朋友，他們經常相約去飲茶、行街，甚至到深圳消遣。

　　阿志的改變亦為家人帶來了新氣象。從前媽媽很擔心阿志會再次自尋短見，因此要留在家中看守他，不敢輕易外出，人亦變得鬱鬱寡

歡，經常失眠，要服用抗抑鬱藥。現在媽媽待阿志上班後，便相約朋友飲茶逛街，心情輕鬆得多，服用抗抑鬱藥 9 個月後，已可停藥了。

阿志因思覺失調，10 多年來活在幻覺的威脅中，還差點賠上寶貴的生命，實在教人唏噓。因為阿志媽媽對思覺失調缺乏認識，並對精神病抱有標籤心態，令阿志未能在病發初期及時得到醫治，這再次說明教育公眾認識思覺失調及消除社會對精神病人標籤的重要性。阿志經治療後，不但將他的生活重新納入正軌，更減輕家人照顧他的負擔。最終，不只阿志一個人得到醫治，連他整個家庭都得到幫助。

074a.
促進康復的重要周邊因素

思覺失調是一種很複雜的疾病，除了藥物治療能有效控制病徵，社交因素亦能有效改善病者的病情。

Strauss (1987) 提出，思覺失調患者投入有意義的活動或者重拾社會角色，能幫助康復。例如病者能重新投入社會工作，轉變社交角色，與社會接軌，可以說是重新進入「真實世界」，是一種身份的認同，能加強自信心。由於部分患者病發後就停止工作，往後重新就業會遇上不少困難，調節就業的目標或參加輔助就業可提高患者的就業機會。除了工作外，患者亦可選擇進修、參與義務工作或病人組織來強化他們的社會角色，促進患者的康復。

另外，別人的支持在患者康復的道路上扮演着重要的角色，家人、朋友、醫護人員都能為患者在患病期間帶來希望、鼓勵和機會。飼養寵物亦可以增加患者的責任感，有助維持生活的節奏和規律。Topor (2001) 就提出這些支持能為患者帶來以下的幫助：

- 家人或朋友能為患者燃點對未來的希望
- 能在物質上提供協助
- 與家人或朋友相處會為患者帶來有意義的生活
- 別人的支持標誌着患者生命的持續性及完整性
- 能夠與別人建立關係，見證着患者真正的康復

思覺失調患者的康復，除了依賴藥物治療外，重新投入社交

生活及得到家人朋友的支持至為
重要。因此，消除社會上對思覺
失調患者的歧視，能營造一個更
理想的康復環境，並提供更多發
展機會，令他們在康復的道路上
走得更輕鬆。

參考資料：

Strauss J. S. (1987) The role of the patient in recovery from psychosis. In J. S. Straus, W. Boker & H. D. Brenner (Eds) *Psychsocial treatment of schizophrenia. Multidimensional concepts, psychological, family and self-help perspectives*, 160-166. New York: Hans Huber.

Topor A. (2001) Managing the contradictions. *Recovery from several mental disorders.* Stockholm: Stockholm University.

075: 留班一年

　　子豪是一名初出茅廬的年輕人，讀書成績一向不俗，會考更考獲佳績，中七畢業後順利升讀大學。但在中七期間，父母因欠債問題，便着子豪到祖母家暫住。子豪認為債台高築是父母的性格使然，自知不能協助他們償還債務，所以自此再沒有跟父母聯絡，成績也因家庭問題而一落千丈。子豪大學畢業後，初次投身社會工作，並找到了一份經紀工作。自此時起，子豪開始有幻聽[1]，覺得「上帝」時刻對他說一些不合情理的說話，又操控着他的一舉一動[2]，以致令他情緒大受困擾，根本不能集中精神應付每天的工作，最後唯有辭掉工作。雖然子豪往後仍能成功應徵一些零售的工作，但都因為受幻聽困擾，沒有一份工作做得長久，最終決定申請「綜合社會保障援助」[3]，並由社工轉介到醫院就診。

　　子豪一直依醫生指示定時服用抗思覺失調藥物，雖然幻聽情況有所改善，但他很介意藥物未能短時間內完全控制病情，因而經常鬱鬱不歡。每每想起自己雖擁有大學學位資歷，卻未能成功就業，又被幻聽困擾，子豪便很容易變得自怨自艾，認為思覺失調催毀了他的一生。

　　由於子豪還是處於剛接受藥物治療的階段，少不免還有部分病徵未消除，以致影響到子豪工作時未能集中精神。子豪一直重視工作，卻忽略了重建家庭生活、人際社交、閒暇活動這三方面，當他遇到工作壓力時，未能從其他方面吸取「正能量」。幸好，子豪開始懂得重拾昔日的興趣如跑步，重遊自己長大的社區，讓他緬懷過去，更再次

聯絡他的父母；這些經驗帶給子豪正面情緒及鼓勵，讓他發現精神病患者的生活原來可以這麼充實和有意義。由此可見，培養出正面的情緒及建立豐富有意義的生活，確實能幫助患者改善或維持穩定、健康的精神狀態。

現在的子豪，不再相信患病會毀掉他的人生了，他覺得患上思覺失調，就好比在學業上留班一樣，而他則僅是在人生路上「留班一年」，只要加把勁，一樣可以跟得上應有的「進度」，現在他正計劃部署自己未來的方向呢！

1. 幻聽 (Auditory hallucination)（參 005a、007a、008a、011a）
2. 妄想被操控（參 045a）
3. 綜合社會保障援助：簡稱「綜援」，是以入息補助方法，為那些在經濟上無法自給自足的人士提供援助，使他們的入息達到一定水平，以應付生活上的基本需求。

075a. 社會資源

不少思覺失調病患者都因為病徵的困擾而不能持續工作，以致難以維持生計。政府和一些非牟利機構都會作出相應的援助，運用社會資源，協助患者處理因病引起的情緒或生活問題，發展社交、工作和經濟上的潛能，令他們更容易應付工作並融入社會。

其中最廣為患者使用的資源，是社會福利署提供的綜合社會保障援助（綜援）計劃和傷殘津貼，前者需要入息審核，目的是以入息補助方法，為那些在經濟上無法自給自足的人士提供津貼，使他們的入息達到一定水平，以應付生活上的基本需要。後者則毋須入息審核，每月向患者提供現金津貼，以應付他們因殘疾而引致的特別需要。近年，社會福利署更推出交通補助金，以鼓勵患者多外出參與活動，促進他們融入社會。

除了生活津貼外，社會福利署亦提供不同的康復服務給予精神病康復者，包括：日間訓練或職業康復服務，如庇護工場，輔助就業，以及不同的職業培訓計劃；住宿服務，如中途宿舍；社區資源服務，如設置精神健康綜合社區中心，為有需要的精神病康復者、懷疑有精神健康問題的人士、他們的家人及照顧者提供社區支援及康復服務，以預防並支援危機處理。

此外，除了社會福利署提供的服務，一些非牟利機構如思覺基金、香港明愛、香港心理衛生會、利民會、新生會、香港神託會等，都會以不同的形式協助患者及其家人。

參考資料：

社會福利署網站 http://www.swd.gov.hk/tc/index/site_pubsvc/page_socsecu/sub_comprehens/

責任編輯：梁卓倫
裝幀設計：游洋
排版：游洋
印務：劉漢舉

思覺失調個案剖析

編著
陳友凱教授、陳喆燁醫生、張頴宗醫生、李浩銘醫生、許麗明博士

出版
中華書局（香港）有限公司
香港北角英皇道 499 號北角工業大廈 1 樓 B
電話：（852）2137 2338　　傳真：（852）2713 8202
電子郵件：Info@chunghwabook.com.hk
網址：http://www.chunghwabook.com.hk

發行
香港聯合書刊物流有限公司
香港新界荃灣德士古道 220-248 號
荃灣工業中心 16 樓
電話：（852）2150 2100　　傳真：（852）2407 3062
電子郵件：info@suplogistics.com.hk

版次
2014 年 10 月初版
2024 年 5 月第四次印刷
© 2014 2024 中華書局（香港）有限公司

規格
特 16 開（210mm x 153mm）

ISBN
978-988-8290-46-8